がんと外科医

阪本良弘
Yoshihiro Sakamoto

Eurus
Notus
Boreas
Zephyrus

岩波新書
1856

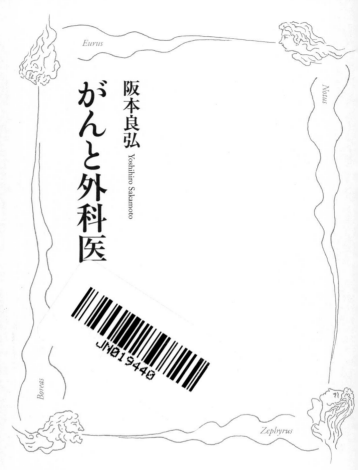

はじめに

私は大学卒業後二九年目の外科医です。所属は消化器外科で、なかでも肝臓、胆道、膵臓に発生する悪性腫瘍、いわゆる「がん」の外科治療を専門としています。二〇一八年から、東京都三鷹市にある杏林大学医学部付属病院(以下、杏林大学病院)の肝胆膵外科の診療科長・教授を務めています。

今回、本を執筆する機会をいただいたのですが、医療制度や外科診療全般にかかわる問題点や改善点を語ることは今の私にはできません。ただ、これまで一外科医として患者さんと向き合い、がんの治療を通して多くのことを学び、より良い治療法を求めて研究を進めてきたことは事実です。

「がん」という病気になると、人は誰でも今までの日常生活とは異なった現実と向き合わなければならなくなります。「がん」は放置していれば、今後の寿命を短くさせうる病気だからです。だから、一刻も早く、「がん」を治療して元の生活に戻りたい、と誰でも願います。そのためには病院に受診して検査や治療を受けなくてはなりません。今までの生活が一変し、家庭や職場での立ち位置も変化せざるを得なくなるでしょう。そんな人生の辛い局面に立たされた患者さんとお会いして、様々な治療方法を提示したうえで、外科手術という治療法を用いて、非日常を日常に戻していくためにできるだけお手伝いさせていただくのが自分の仕事だと思っています。

ただし、肝臓、胆道、そして膵臓領域のがんは、他の消化器がんと比べて治療が困難であるとされています。肝臓がんの切除もかつては出血との闘いでしたし、難治がんの代表とされる膵がんは術後の再発率が非常に高く、せっかく手術に成功しても長期生存が期待できない時代が続きました。

けれども、これまで多くの外科医や腫瘍内科医の努力と研究によって時代とともに治療成績は向上し、二〇二〇年現在、肝切除の術後死亡率は二%、五年生存率は五〇%となり、切除可能な膵がんに術前術後補助療法を組み合わせた治療後の五年生存率は四〇%近くになりました。そしてこれらの難治がんの治療では、手術とそれ以外の化学療法などの治療法を組み合わせた集学的治療の実践が生存率を高めるためには欠かせません。消化器内科医、内視鏡医、腫瘍内科医、放射線科医、麻酔科医、病理医、その他の医療スタッフの協力が不可欠です。現在も私は杏林大学病院で多くのスタッフと協力しながら、難治がんと対峙《たいじ》しています。

この本では、私自身の経験を通して、肝臓がん、胆道がん、膵がんの外科治療について概説しました。一方、がんの外科治療の開発の裏には、先輩外科医によるがんとの闘いの歴史があります。私が、がん患者さんに手術や化学療法による治療をおこなえるのは、有用な手術の技術が開発されたり、化学療法の効果が大規模な臨床試験によって証明されたりした歴史があり、さらにそれらの大切な情報が、正しく伝達されてきたからに他なりません。これは、広義の教育だと思います。そこで、私の専門分野における外科医教育についての私見も述べました。また、本を執筆する契機となった、ある膵がん患者さんの治療経験をご家族の承諾を得たうえで、紹介させていただきます。

現在がんに苦しむ患者さんやご家族は、どのような施設を受診するとよいのか、セカンドオピニオンとは何か、がん情報をどのように集めてどのように行動するべきなのか、自分のがんのステージはどの程度なのか、手術、抗がん剤、放射線を含めてどんな治療が適切なのか、家族はどのようにサポートすればよいのか、などの疑問を多く抱いていると思います。また、がんに関する情報が不足していると感じ、非常に不安に駆られると思います。

実際、個々の治療の進め方については、様々な可能性が考えられ、患者さんの年齢、病状、家族構成、居住地域によって正解はひとつではありません。まずは、かかりつけの医師や近隣の検査可能な医療機関に受診していただくことになります。

そのうえで、がんの診断や治療について、場合によっては市中病院、大学病院やがん専門病院に紹介されるのが最も一般的な流れです。現在の診断や治療法以外のセカンドオピニオンを求めて、他の病院に紹介してもらうことも、時には大切なことだと思います。

一方、この本は外科医の視点から、将来のがん治療を担う外科医や医療者に、一外科医の経験を紹介する形で展開していきます。これらの情報が、患者さんや家族にとっては、外科医はどんなことを考えながら治療にあたっているのかを知り、ご自身やご家族が治療を受けられるうえでの参考になればと願っております。

目次

I　外科医の日々

1　肝臓がん手術の一日

外科医の登場するドラマは、時代を問わずに数多《あまた》ある。テレビドラマの中の外科医は脳血管、心臓や腹部まで、すべての臓器の手術において超越した技術を持ち、その外科医でなければ救えない命をめぐる人間模様が展開される。

しかし、実際には、少なくとも大学病院やがん専門病院においては、専門の臓器別に診療がおこなわれている。一つの領域において高い専門性を獲得するには、専門性の高い病院での研修や外科スタッフとしての経験が必要であり、チームに溶け込んで同僚や他の医療スタッフの信頼を得ながら徐々に成長していくことが欠かせない。

私の専門は肝臓、胆道、膵臓の外科手術である。大学卒業後一年半の研修医としてのトレーニングの後、一般的な腹部の外科研修を三年、それ以降二五年間は肝胆膵外科での臨床と研究を続けてきた。肝胆膵外科とは、肝臓、胆のうや胆管を含めた胆道、膵臓にかかわる病気を手術で治療する外科のことである。

カンファレンスと回診

外科医の日常は案外地味だ。朝七時三〇分、杏林大学病院の七階のカンファレンスルームでは、翌週手術予定の患者さんの病名、病気の経過、既往歴、身体所見、血液検査結果、画像検査結果、手術方針の検討が始まる。この上部消化管外科、下部消化管外科、肝胆膵外科の三つの診療科による消化器外科の合同カンファレンスは、医学部四、五年生の学生の臨床実習教育も兼ねており、若手医師はここで簡潔に患者の病態を説明する必要がある(注：二〇二〇年春以降、新型コロナウイルスの予防の観点から、カンファレンスは診療科別に少人数でおこなわれ、学生も個別指導となった)。

指導医は時々質問を加えながら、手術のリスク、手術の適応や術式《じゅつしき》(手術の方法)の妥当性などを確認する。手術の適応とは、ある疾患をもつ患者さんに対し、手術をおこなう方針の妥当性のことであり、適応がある、良い適応である、などと使う。外科手術においては最も重要な決定事項である。一時間半におよぶカンファレンスは、患者さんの手術の適応の検討が十分なされているかの最終関門であると同時に、若手医師の教育の場でもあり、カンファレンスの質がその診療科における外科治療の質に直結すると言っても過言ではない。

カンファレンスのあとは、診療科ごとの回診となる。手術前(以下、術前)もしくは手術後(以下、術後)に入院中の二〇―三〇名ほどの患者さんの病態を把握し、腹部のガーゼの交換をしながら、八階個室病棟、七―五階の一般外科病棟を順に回診し、一階にあるSICU(外科系集中治療室)、CICU(中央集中治療室)へと続く。学生も回診に参加し、術後の患者さんの容態を把握するうえでのポイントや合併症への対策に対する理解を深めてもらう。

手術が始まる

手術のある日の朝、手術室への入室時間は午前八時三〇分。腹部手術を受ける患者さんは硬膜外麻酔という腹部切開部分をつかさどる脊髄神経に直接効果を及ぼす麻酔と、吸入麻酔薬によるいわゆる全身麻酔の二種類の麻酔診療を受ける。気管内に人工呼吸用のチューブを挿入後、腹部の消毒を念入りにおこない、入室からおよそ一時間を経て、手術の準備が完成する。この間に、LEDを備えた無影灯《むえいとう》という手術用のライトと、手術を撮影するためのカメラの位置をきちんと調整する。

執刀前にはタイムアウトといって、外科医、麻酔科医、看護師がそろって自己紹介をしたのち、患者さんの氏名、病名や術式、手術時間と出血量の見込み、手術手袋に穴が開いていないことや手術器具がそろっていることを声に出して確認し合うことが、すべての手術でルーチンとなっている。タイムアウトは、患者や手術する部位の取り違えなどの医療事故を予防するうえでも重要である。

「よろしくお願いします」

今まで何千回と執刀前に発してきたこの「よろしくお願いします」と最後の「ありがとうございました」は手術が多くのスタッフの共同作業であるゆえの大切な挨拶であり、外科医のみならず麻酔科医や看護師と呼吸を合わせて、手術を安全におこなうための誓いである。

「メスをください」

無影灯の光をうけて、にぶく光る刃物——メス——だが、このメスを使うのは意外にも、皮膚切開のときのみであり、皮下組織の切開には電気メスやLigaSure Exact（以下、リガシュアー）を用いる。

リガシュアーは裁ちばさみのような形をしたエネルギーデバイスで、丸みを帯びた先端部は細く小さく加工されており、組織を挟み込んでスイッチを入れると、ヒトの組織に含まれているタンパク質が一—二秒の間に凝固し、同時に確実な止血が得られる。このように組織をしっかり固めてから手元のレバーで切り離しもできる仕組みだ。細い血管や脂肪組織などをほとんど出血させることなくスピーディーに切り進めることが可能で、非常に重宝している。リガシュアー以外にも多くの熱処理を伴うエネルギーデバイスの使用が可能で、外科医は好みに応じてこれらの器具を使いわける。

患者さんとの約束

この日は、直径一五cmの肝細胞がんを切除することになっていた。患者さんは無症状ながら健診で肝臓の腫瘍を指摘された方である。

予定している術式名は、肝中央二区《かんちゅうおうにく》域切除《いきせつじょ》である。肝中央二区域切除とは肝臓を大きく四つの区域(外側区域、内側区域、前区域、後区域、後出Ⅱ章図4参照)にわけた場合の中央の二区域にあたる内側区域と前区域を切除するという意味である。

肝腫瘍が大きく、肝臓の主要な三本の静脈を強く背中側におしやり、造影ＣＴではほとんどその流路が追えなくなっているため、手術のリスクは通常の肝切除よりは高いことを外来で患者さんやご家族にお話しした。なぜなら、背側《はいそく》におしやられている右肝静脈と左肝静脈を腫瘍から剝離《はくり》して(＝はがして)温存しなければならないが、経験的に剝離は可能と考えているものの、肝静脈の壁は非常に薄く、万一静脈の壁を損傷して止血が困難という事態になれば、安全に腫瘍を取り除くことはできないからである。

手術前にご家族には十分に話を聞いていただき、そして最後には「リスクはありますが、安全に切除できると思います。あとは私に任せてください」と伝えた。

この「私に任せてください」の一言を患者さんに言うのは、外科医にとって勇気のいることである。

医療に「やってみる」は原則許されず、自分の経験からは理論的には一〇〇％安全である、そしてがんを切除して患者さんや家族の未来に貢献できる、と思えるから手術を薦めることができる。自分が主治医として最近一七年間に直接執刀してきた肝胆膵手術の中で、手術の合併症のために退院できずに病院でお亡くなりになった患者さんが、肝切除七〇〇件、膵切除五〇〇件中〇・五％おられた。成功率でいえば九九・五％ということになるが、楽天的にこの数字をとらえることはできず、亡くなった患者さんのことは外科医を続ける限り決して忘れることはできない。

この在院死亡率をゼロにするのが理想だが、患者さんの中には、肝機能に余裕がなかったり、長年の持病があったり、進行した腫瘍をもつ患者さんも少なくないため、現実には救えない命もある。それでも、ゼロをめざして日々奮闘しているし、それが外科医のあるべき姿である。

肝臓が現れる

肝臓は右上腹部に位置する体重の約二％の重量のある臓器で（体重六〇kgの人なら一二〇〇g）、腹腔《ふくくう》内で最大の臓器である。腹部臓器が収められている腹部の内腔《ないくう》スペースを腹腔と呼び、腹腔を開くことを開腹《かいふく》と呼んでいる。

肝臓はまた、右の第八―一〇肋骨に囲まれているため、開腹して肝臓の切除をする場合には、みぞおちから臍《へそ》までの切開だけでは手術のための十分な視野が得られない。臍上から真横に切開を加える必要があり、さらに今回は腫瘍が大きいため、一二本ある肋骨のうち、上から九番目の第九肋骨に付着した肋間筋《ろっかんきん》を切り上げて、肺が収まっている胸腔《きょうくう》というスペースに入り込み、十分な術野《じゅつや》（手術をおこなううえでの臓器の配置）を確保することにした。

肋間筋と横隔膜を切開して胸腔を開放する操作を開胸《かいきょう》と呼ぶ。腹腔と胸腔がひとつづきとなり、横隔膜の背面に術者《じゅつしゃ》（執刀医）の左手が入るようになると、肝臓や下大静脈の周囲の視界が非常に良好となる。この方法は後述の幕内雅敏《まくうちまさとし》先生が考案した開腹・開胸法で世界的に知られている。右の開胸を加えると、赤褐色の肝臓の中央部に鎮座したソフトボールよりもひとまわり大きな肝細胞がんが目の前に現れた（図1）。

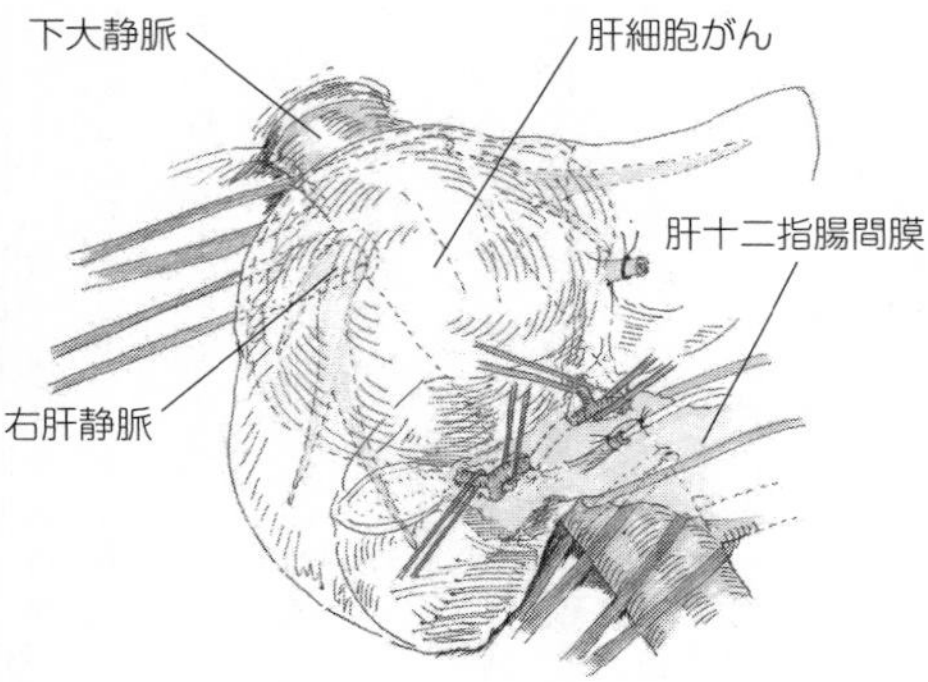

図1　肝細胞がんに対する肝中央二区域切除の手術の様子

主要な肝動脈や肝静脈，下大静脈にテープをかけて確保したところである．

肝臓を浮かせる

肝臓の背面には下大静脈という直径三㎝程度の太い静脈が走行している。下大静脈と並んで、患者から見て左手側にはいわゆる大動脈が走行している。肝臓のすべての血流は、肝静脈を経由してこの下大静脈へ流れ込み、心臓へ戻される。だから、肝静脈の血流量と圧力は相当なものであり、下大静脈に空いた小さな穴からでも、噴水のように出血する。下大静脈を流れる静脈血の圧力は通常五―一〇㎜Hg、すなわち六・七―一三・五㎝H_2Oなので、水柱にして一〇㎝前後吹き上がる圧力を持っており、その圧力で心臓に血液を戻していることになる。

今回の手術は、直径一―二㎝ほどある主要な三本の肝静脈は残したまま、それ以外の細い肝静脈(短肝静脈《たんかんじょうみゃく》)をすべて切離して、肝臓の背面を下大静脈から完全に授動《じゅどう》する(=浮かせる)作業から始めた。完全に授動すれば、肝臓の背面に術者の左手を挿入することが可能となり、肝臓の離断面からの出血も、肝臓を持ち上げることでコントロールしやすくなるからだ。

肝臓を下大静脈から授動する作業は、肝臓外科の手技の中でも最も地味で根気のいる作業である。太い下大静脈から肝臓にのびる一㎜から三㎜程度の短肝静脈と呼ばれる細い枝を丹念に絹糸で縛り、リガシュアーで焼いたりした後に、ハサミで切る。細いものも含めて、多い場合は一〇―二〇本ほどの短肝静脈が存在する。なかには直径八㎜程度の太い短肝静脈も存在し、血管鉗子《かんし》(血管をしっかりとはさむ専用の鉗子)を用いて下大静脈からの立ち上がりをクランプ(=

はさむ)して切離したあとに、切り口をナイロン糸でしっかりと縫いこむ。助手は肝臓を持ち上げて術野を確保しているので、それ以外には術者をサポートするのはむずかしい。だから、術者はほぼ一人で下大静脈と肝臓のすきまを正確に剝離して、露出される短肝静脈をひたすら処理しつづける。

肝授動に必要な忍耐

早く進みたい、という気持ちにもなるが、決して急いではいけない。我慢して丹念に作業を続ける。我慢の上に我慢を積み重ねて、気づけばずいぶん遠くまで来たな、という心境になるのがベストなのだ。

なぜなら、短肝静脈や下大静脈から、いったん出血が始まると、様相が大きく変わるからである。短肝静脈の薄い壁に空いた一㎜程度の小さな穴は、不用意に扱えば大きく拡がることがある。下大静脈に大きな穴が空けば、大量に出血するために、持続的に吸引しても、穴の確認がむずかしくなり、止血が困難となり得る。

だから、下大静脈の枝から出血した場合は、まずは出血点をピンセットや指でしっかり塞いで出血を止めることである。容易に止血できる場合は続けて糸をかけるなどして完全に止血するが、そうでない場合は、周囲の組織を剝離することで、止血しやすい環境を慌てずにしっかりと作ることが肝要だ。

出血に遭遇した時、術者は時として、出血という物理的な現象のみならず、孤独や不安とも闘うことになる。どこかの誰かがどうにかしてくれるわけではない。落ち着いて、そして傷を広げないように、着実に冷静に止血するのみだ。経験を重ねるにつれて、困った時の引き出しがドラえもんのポケットのように自在となり、短肝静脈の切離で不用意な出血に遭《あ》う機会はほとんどなくなった。

それでも、何年経験を重ねても癒着の強い症例の剝離はむずかしく、気を緩めることはできない。

このように肝臓の授動では地味な作業を我慢して継続した暁《あかつき》に、初めて安心して肝臓を離断《りだん》するステップに進むことができる。このような大きな肝腫瘍の切除で、十分な授動をせずに肝臓を離断すると、結局肝臓の奥深い部分からの出血への対応がむずかしくなり、手術時間も出血量も増加する可能性がある。まさに、急がば回れ、である。

プレッシャーの中で慎重な剝離を要するような場面が続くと、時として、「自分はどうしてこんな危険と隣り合わせのつらい職業を選んでしまったのだろう？」と自問自答したくなる瞬間がある。あるいは、「世界中の外科医は果たして、こんな危険をともなう手術をきちんとこなせているのだろうか？」という疑問が浮かぶこともある。

実際、欧米の手術を見学すると、日本の外科医ほどには止血にこだわらず、むしろスピード重視の傾向にある。手術室の占有時間がすなわち人件費に直結し、日本以上に数字や売り上げが重視されるために、丁寧にこつこつ手術を続けることは必ずしも評価されない。だから、欧米と日本では肝臓の手術方法は若干異なっていて当然である。

だが、先の疑問も、手術が無事に終わるころにはきれいに忘れ去られているし、数日後に切除のむずかしいがんの患者さんの画像を目の前にすると「よし、こんな腫瘍を以前に切除したことがある。きれいに切除できるはずだ」という確信に変わっているのだから、肝胆膵外科医というのはずいぶんと忘れっぽい医師のようだ。

出血を減らすために

さて、肝臓を下大静脈から剝離したら、肝臓の切離面を決めて肝臓の中央を切り取る準備をする。肝臓への流入血が集中する肝臓の幹《みき》にあたる肝十二指腸間膜《かんじゅうにしちょうかんまく》を一五分間一時的に遮断して、その間に肝臓を離断し、露出された血管や胆管(胆汁《たんじゅう》の流れる管)をまたしても地味に糸で縛ったり、リガシュアーでシールしたりする。一五分経過するといったん肝臓を離断した面を元のように合わせ、さらにガーゼを用いて割れ目から漏れだす出血を圧迫し、遮断を解除して五分間休憩する。休憩後には肝臓の離断が終了するまで、この一時的な遮断を繰り返すのだ。

遮断中は肝臓に流れ込む血液はほぼなくなり(＝肝阻血《かんそけつ》)、出血させることなく肝臓を離断することができ、五分間の休憩中は血流が再開するので肝細胞の阻血に伴う障害が軽減される。この阻血法は間歇的肝門遮断法《かんけつてきかんもんしゃだんほう》と呼ばれ、先の幕内先生によって編み出され、世界中で用いられている。肝臓の機能が良好な場合、一五分間から三〇分間の間歇的な遮断であれば、安全に用いることができる。

肝臓の離断を早く進めたいと思っても、無理に急いではならない。手術は自動車の運転に似ていて、歩行者や対向車、信号に気を配りながら、安全に進めることが肝要である。しっかりと処理されていない胆管は、術後の胆汁漏れの原因となるし、肝臓の離断面の深部で肝静脈に大きな穴が空けば、コントロールのむずかしい出血に見舞われる。だから、辛抱を重ねてやり終えた肝臓の授動に続く肝臓の離断も我慢の連続である。手術の早い外科医は動きが速いのではなく、無駄な操作が少なく、一つひとつの操作が確実で有効である。

超音波を武器に

肝臓の中央二区域切除では、先に述べたように四区域が並んだ肝臓のうち、前区域と内側区域、すなわち中央の二区域が切除される。前区域の背側には後区域が存在し、その境界には右肝静脈が走行する。

右肝静脈は最大径二cm程度の太い静脈で、肝臓の末梢から下大静脈に流入している。右肝静脈の腹側《ふくそく》の前区域にはグリソン鞘《しょう》(肝動脈、門脈《もんみゃく》、胆管が三つ巴になって包まれた鞘)と呼ばれる肝臓を養う脈管が、まるで大樹の枝のように肝門(肝臓の入り口)から分布する。それぞれの枝は支配する区域別に分類され、術者は術前のCT画像や術中超音波(一般に使用する超音波端子を軽量・小型化し、手術中に直接肝臓に端子を当てることを可能にしたもの)の画像を元に、頭の中に三次元構造をイメージし、イメージに沿って離断を進める。

　離断方向に疑問が生ずれば、術中超音波で現在の位置を確認し、離断方向に微妙な修正を加える。術中超音波は、まるで自動車のナビゲーションシステムのようである。近年、手術用の新たなナビゲーションツールが開発されているが、術中超音波ほど簡便で正確なものはまだ出現していないと私は考えている。

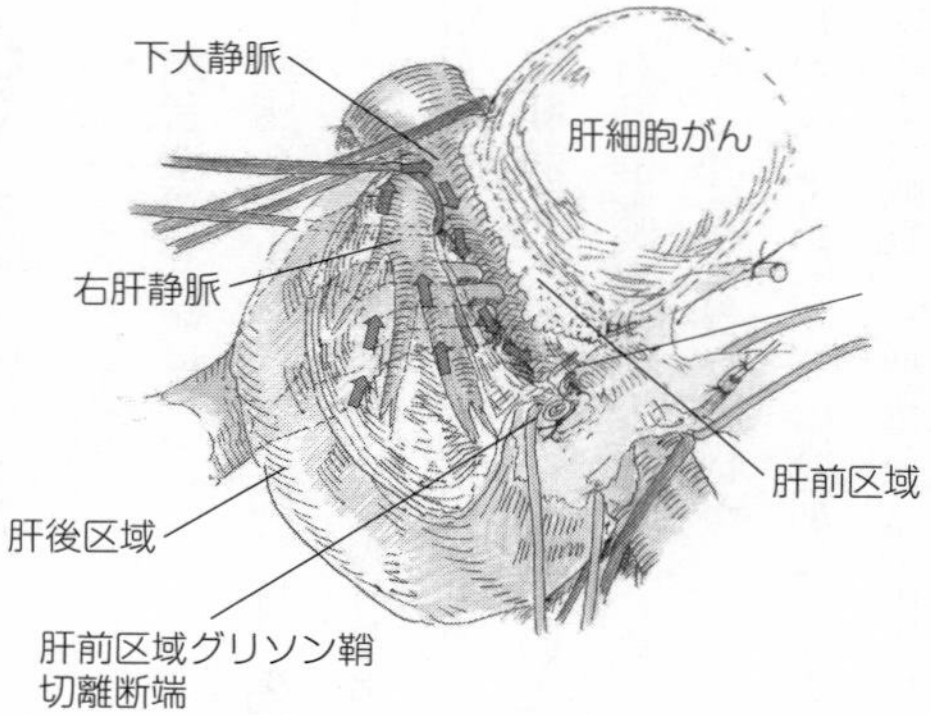

図2　肝中央二区域切除の肝離断中の様子

肝臓の前区域と後区域の間隙を離断している途中である．肝臓の離断面には右肝静脈の表面が露出されている．前区域と内側区域が切除される予定であり，前区域のグリソン鞘がすでに切離されている．

道しるべは肝静脈

正確に肝中央二区域切除をおこなえば、その右側の境界では、先に述べた解剖学的な位置関係から、右肝静脈が肝臓の離断面に露出されることになる(図2)。その際に、右肝静脈の腹側の肝前区域が切除され、背側の肝後区域が温存される。右肝静脈の腹側面が一八〇度その全長にわたって丸く露出されれば、ほぼ正確に肝臓が離断された証拠となるのだ。

しかし、この一八〇度の全長露出は実はなかなかむずかしく、特に静脈の壁から出血し、時に肝実質《かんじっしつ》(いわゆるレバーの身にあたる部分)の中に肝静脈が潜り込んで、静脈の走行がわかりにくくなったり、肝臓の離断の方向性がわかりにくくなったりすることがあり、きれいな肝静脈の露出の可否は、肝臓外科医の腕にかかっている。離断面に露出された右肝静脈の表面は青白色調の光沢を持ち、下大静脈の圧力の変化に合わせて、わずかに上下に拍動《はくどう》する。まるで静脈自体が生きているかのような動きをみせる。

肝静脈の一㎜以下の細い枝が抜けてできた小さな穴から少量ずつ出血すると、白色の静脈壁の一部が赤く彩られるが、これらは自然に止血されることもあるし、髪の毛のように細いナイロンの針糸を使って塞ぐこともある。ナイロン糸は青色半透明の合成糸で、先端には長さ一・五㎝程度の強く彎曲《わんきょく》した針がしつらえてあり、術者が穴をまたぐようにかけた針糸を助手が結ぶことで、出血点が閉鎖される。

助手は静脈の穴にかけた糸の結紮点《けっさつてん》を引っ張らないように注意しながら、すばやく糸結びをする必要がある。もしも、結紮点を強く引っ張ることがあれば、せっかく閉鎖した出血点周囲の静脈壁がちぎれてさらに出血させる可能性があるし、糸結びが遅いと、出血量はかさむからである。右肝静脈に沿って肝臓を割り進めると、やがて下大静脈というさらに太い本流に行き当たる。それは、河川が大河に注ぐ自然の状況と重なり、ヒトの体の機能性を備えた造形美に神々しさを覚えるほどである。そしてこの美しい三次元の解剖をしっかり頭に焼き付け、後に述べるように手術記事に描き下ろす。

麻酔科医からの信頼

肝臓の離断中に肝静脈からの出血が多いと、離断面が赤くなって見えづらく、正確な離断がむずかしくなる。こんな時、強硬に肝臓の離断を進めても、出血が多くなるばかりで、いっこうに手術は進まない。麻酔科医は増加した出血に対応するため、輸液の速度を速める。すると、循環血液量が増加し、肝静脈の圧力が上昇することによって出血量が増加する。出血量が増加して視野が不良となると、よけいに肝静脈の枝を損傷しやすくなり、さらに出血量が増加する悪循環に陥る。

毎回、肝切除の出血量が多いと、麻酔科医はこう考える。「当院の外科医のおこなう肝切除は出血量が多い、それゆえ、あらかじめ多めに輸液をしておこう」。患者の循環動態（心臓など循環系を流れる血液の状態）全体をコントロールしているのは麻酔科医である以上は当然の帰結であり、これでは負の連鎖に陥ってしまう。

だから、肝静脈の圧力を低下させ、出血を防ぎながら肝臓の離断を進めることが麻酔科医からの信頼を得るためにも重要だ。肝静脈の圧力を低下させる方法は複数あるが、それらを駆使しても肝静脈の圧力が高い場合に、私は下大静脈のハーフクランプ法を用いる。

ハーフクランプ、すなわち、半分遮断することを指す。これは、肝臓より尾側《びそく》（足側）の下大静脈をテーピング（テープをかけること）し、ソフトに締めつけてハーフクランプ状態にすることで、間接的に肝静脈の圧力を低下させて出血量を減少させる方法である。この方法を導入後、肝臓の離断中に出血量が多くて難渋することはほとんどなくなった。ただし、下大静脈のハーフクランプに伴って血圧が低下するため、麻酔科医に声をかけて、息を合わせて作業を進める必要がある。

下大静脈をハーフクランプした瞬間に、先ほどまで肝静脈の小孔から噴出していた出血が嘘

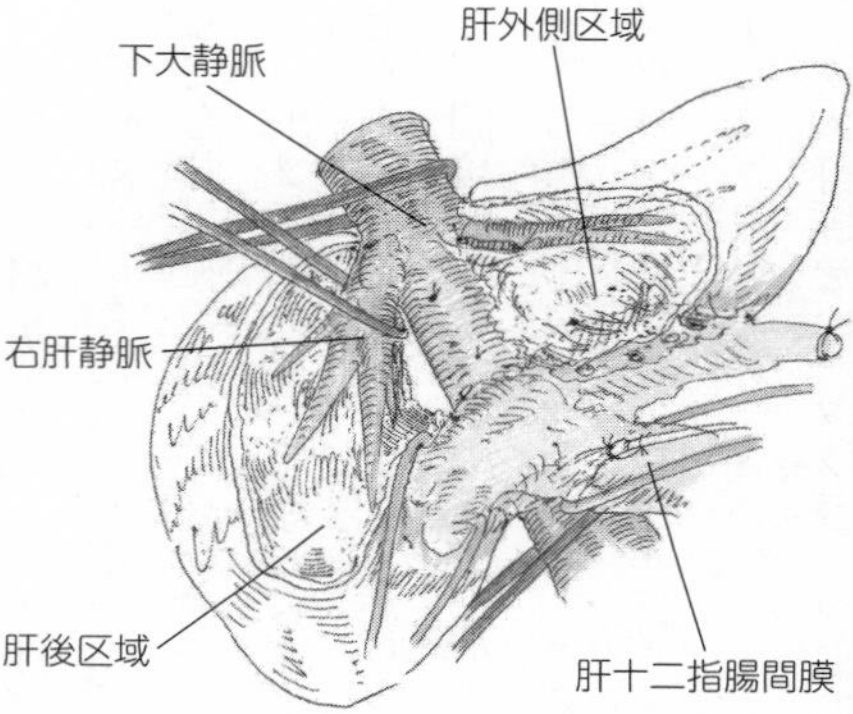

図３　肝中央二区域切除の肝切除後の様子
中央二区域にあたる肝前区域と内側区域が切除され，後区域と外側区域が温存されている．

のように静まり、まるで大雨から晴れに天候が変わったように感じることもあるくらいだ。あとは血圧の低下に注意しながら、出血の少ない良好な視野で肝静脈壁に沿った離断を進めるのみである。

一〇時間の手術を経て

やがて大きな腫瘍が肝臓の一部とともに完全に切除され（図３）、張りつめていた場の緊張が解ける。手術時間一〇時間、出血量は一五〇〇ml、輸血することなく手術は無事終了した。だが、閉腹しても、手術は終わりではない。患者が麻酔から覚醒《かくせい》し、意識がもどり、自発呼吸をしていることを確認する必要がある。その後に気管内に挿入したチューブを抜去して、状態が安定していればＳＩＣＵにもどることができる。その過程では、麻酔科医や看護師、術後管理を担当してくれる若手医師の協力が不可欠である。

家族を手術室の面談室にお呼びして、無事に腫瘍が切除され、容態も安定していることを告げる。家族のほっとした表情を見て、われわれも張りつめていた緊張がほぐれる。患者さんを見守る家族の思いに応えたいし、応え続ける。それが日常である。

患者さんは特に大きな合併症もなく術後二週間ほどで元気に退院され、外来で笑顔を見せてくれた。無事を祈っていたお子さんが一番喜んでおられるようにお見受けした。こんな時、すでに手術中の孤独や我慢のことは忘れ去っていて、頑張ってよかったな、とだけ思う。人間は忘れやすい生き物だ。そして都合の良いことしか覚えていない。だからまた、我慢を重ねることで患者さんを救えるなら、何度でも難手術に挑戦できるのだろう。

以上はわれわれのおこなっている肝臓がんに対する肝切除のほんの一例だが、このようにリスクを伴う手術を引き受け、無事に終えることができたのには大きく二つの理由がある。

一つは、肝臓外科の歴史の中で安全な方法が生み出されてきたことであり、次にその方法が次の世代の外科医に伝承されたことである。肝臓外科の歴史を紐解《ひもと》けば、日本を中心とした多くの肝臓外科医、特に本書に登場する幕内雅敏先生を初めとする諸先輩外科医の肝臓がんへの対峙と研究の歴史でもある。

一方、安全な肝臓の切除方法が確立されても、それが伝承され続けなければ意味がない。私の取得した技術の多くは、先人から引き継いだものであり、先輩にいろいろ教えていただいたり、自分で創意工夫したたり、後輩に教え伝えたりする中で確立されてきた。それを一言であらわすなら、「教育」ということになる。安全な医療を支えている最も大切な柱の一つは「教育」にあると、つくづく思う。

2　手術を描き、記録する

脳が蘇らせる手術の風景

手術が終わった直後には、先ほどまでの手術の個々のシーンを強くイメージすることができる。帰宅して入浴中に、厳しい剝離を必要とした部分、静脈を一部切除して、ナイロンの糸で繋ぎ合わせた部分、胆汁の小さな漏れを発見して針と糸で修復した部分など、手術全体を通して「気になったシーン」が、なぜか自然と浮かび上がってくることがある。

一〇時間ほどの手術の後、体は脱水のためあまり動かないし、意識的に手術のことを考えようとするわけではないが、ヒトの脳の働きは面白くて、チェックポイントは脳が勝手に記憶してふとした瞬間に自分に注意喚起をしてくれる。おそらく、経験を通して、脳は手術の各シーンを「安全」、「やや危険」、「危険」など段階を付けて記憶していて、危険かもしれなかったポイントや術後の合併症につながるかもしれない「気になる」ポイントは、勝手に蘇らせてくれるような回路があるのだ。

これは、手術という操作が、患者の病態に応じて必要な処置を様々な困難を乗り越えながら完遂《かんすい》するというミッションであり、ある程度の自由度は許容しながらも、基本的には「がん」を安全にきれいに切除するための作業の連続で、失敗なく完了しなければならないという強いストレスを伴っていることにも依っているようだ。だから、このストレスから解放された後に、脳が自然と余韻《よいん》の活動をしているような印象を受ける。

これらの新鮮な手術のイメージは時間とともに薄れていくので、記憶が新鮮なうちに、手術の記録を描き、書くようにしている(前出の図1―3)。また、若い外科医にもそのように指導している。

この手術の記録は、先に終了した手術の記録という事務的な作業である反面、手術の完遂という個人的な自由の許されないミッションと異なり、創造的な側面を多く含んでいる。それは、自分が苦労しておこなった手術を再現し、それを見ることになるであろう他の医師や患者に伝えるための作業であり、自分が手術でこだわって大切にしたポイントを表現して伝えることにもなる。また、手術記録を描く時には手術は終了しており、出血におびえる必要もまったくない。

米国では、術者が手術の過程を時間軸に沿って淡々と録音マイクに向かって話し、秘書が録音内容をカルテに記載して診療コストを加算するという事務作業としての手術記録が多いようである。しかしこれでは単純な事実の記録に過ぎず、創造性の入りこむ余地が少ない。

一方、日本の外科医の多くは急性虫垂炎(いわゆる盲腸炎)に対する虫垂切除や鼠径《そけい》ヘルニア(脱腸)根治術などの外科医の登竜門としての基本的な手術を執刀する時から、頭の中の手術シーンを再現して図として文章に添える教育を受けている。ドイツ、フランス、韓国、中国でも、手術のイラストを術後に毎回描く習慣はないらしい。だから、欧米の外科医に日本式の手術記録を見せると大いに感心される。百聞は一見に如《し》かず、図の効果は絶大で、どんな病変に対してどんな手術がおこなわれたのかは、ひと目見れば、すぐに伝わるものだ。

ゴールデンタイムのデフォルメ

手術の図を描くとき、私はA４版の真っ白な紙を贅沢に使って描く。原則は一シーン一枚である。職人が丹精込めて作ったBの特製の鉛筆を用いて、頭の中の手術のイメージの中で特にポイントとなったシーンを、術者の目線でそのまま再現する。この時、記憶に残る重要なパーツははっきり大きく描かれるし、手術の工程の中で重要ではないパーツは省略する。

この取捨選択やデフォルメこそ、ヒトの脳が得意とする作業である。手術がわかっていなければデフォルメはできないし、記憶が薄れてしまっては大切な血管の走行などをきちんと回想することができない。だから、手術が終わってから翌日までのゴールデンタイムに、手術の図は描いておくべきというのが持論である。

私たちは術中写真を数多く撮影して保管しているが、術中写真を見ないで図を描くほうがよい。写真を見てしまうと、写真を撮影した角度からの絵に限定され、脳によるデフォルメをしづらくなるからである。頭の中でうまく描けない部分は、自分が十分に理解していない解剖学的な構造で、今後注視すべきポイントなのかもしれない。

鉛筆による下書きの後は、インクが十分に出る黒または青のボールペンで、下書きの複数の線からベストの線を選択する。手術の絵では血管やそれを保持して確認するためのテープが複雑に交錯することがあり、前後の構造物がクロスしないように、ペン入れをしてゆく。陰影が効果的に入ると、二次元の紙面の上に、先の手術の一シーンが生き生きと浮かび上がってくるのが、手術の絵を描く醍醐《だいごみ》味であり、手術のシーンを再現するという創造的な作業だ。

絵に再現された手術は、時間制限も出血の危険もない、きわめて平和な手術である。そして、手術の絵は本当の手術と同様に、限りなく美しくなければならない。

良い肝胆膵外科医になるには、三次元的に複雑な臓器や脈管の解剖を理解することが必要とされるが、三次元的に臓器や血管を描いて再現するのは容易ではない。術中は臓器の位置を上下左右に変化させるため、動的な空間認識力も必要とされる。つまりは肝臓という複雑な血管で構築された臓器がねじれた状態での血管や腫瘍の位置、臓器を切った断面の血管や胆管の構造を観察・理解して表現することが求められる。解剖学の詳細な知識と現場での三次元的洞察力が試され、これが外科医にとってよい訓練となるのだ。

ペン入れの後は色鉛筆で色を入れることも多いが、ペンのみで終わらせることもある。色を入れすぎると、図がステレオタイプに傾きがちで、臨場感が損なわれることもある。臓器全体に着色するのは手間もかかる。手術の緊張感と臨場感を再現することを重視するなら、色を用いるのはあくまでも隣り合う組織の判別が一色ではできないポイントに限ればよい。

最近は、コンピュータ・ソフトを用いた手術記録を描く外科医も増えて、鮮やかな臓器の図が再現されている。臓器や脈管の重なり合った中での内部構造の描出《びょうしゅつ》など手作業ではむずかしい解剖の表現には最適であり、今後注目してゆきたい新しい方法である。

完成した図はスキャナーを用いてＰＤＦ化し、パワーポイントで作成している手術記事の文章に合わせて添付していく。術中の腹腔内の写真も撮影しており、写真、イラスト、術中超音波の画像が手術の記録の横に並ぶことになる。

そして、手術内容の文章記載においては、正確に事実を並べていく作業が基本だが、一方、「この患者さんのこの手術における特徴」をきちんと表現することに重きを置く。

例えば、膵頭十二指腸切除《すいとうじゅうにしちょうせつじょ》という術式がある。この手術で切離すべき臓器、再建といって吻《ふん》合《ごう》すべき臓器、あるいは各施設のルーチン作業は決まっている。決まりきった内容をことさら紙面を割いて記録することには、実はあまり意味はない。膵頭十二指腸切除を「いつも通り」におこなった、の一言で済むからだ。経験の少ないうちは、どうしてもいわゆる手術手順の記録に終始しがちとなるが、大切なのは目の前の患者さんに特有な病変の所見や血管の走行の変異、それに基づいて実際の手術で採用した方法などの情報である。

私は、「いつも通り」の部分は黒字、その時の患者特有の所見は青字、そして所見に基づいて選択した方法は赤字、と文字の色を変えて区別して記録を作っている。後で見たときに、一目瞭然、かつ文章にメリハリが出るからだ。

手術イメージ再現の効用

外科手術はアート(技術)とサイエンス(科学)の結晶といわれる。手術は可視範囲では論理的に少なくとも完璧で安全であるのが理想である。なぜなら、完璧な手術をおこなっていると確信していても、対象は日々刻々変化する患者さんであり、手術後に消化液が増加して膵液漏《すいえきろう》(後出)を合併したり、低栄養の患者では吻合部の接着が良くなかったり、日を追って完璧ではなくなることもあるからだ。完璧で理想的な仕上がりというものを科学的に定義することはむずかしいが、少なくとも、技術的に優れた手術や仕上がりの美しい手術は、良い手術結果に結びつくことが多い。

そして手術を終えると、今おこなった手術のイメージを脳裏に焼き付けて、それを描き出し、また手順を推敲《すいこう》し、記録することで得られた知見が、次の手術に生かされてくる。あるいは若手医師に引き継がれていく。手術記録は教育上も重要なツールなのだ。肝切除は再発がんに対して何度も繰り返しおこなわれることもあり、前回手術の詳細な記録は、次回手術を安全に進めるうえでも大切である。

このように、一つの手術の記録を見るにつけて、その手術記事を作製した外科医がどのような観察力や空間認識力を持ち、どのような創造性や美意識を持って手術をしているのかが一目瞭然となる。だから若い外科医にも手術記録は図を含めて美しく簡潔に完成させるように指導している。記録には外科医の脳の中が反映されているのだ。そして良い手術記録を作成することが、良い外科医になるための近道であると信じている。

3　他院での手術

手術の依頼

依頼を受けて自分が勤めているのではない、他院で執刀することがある。手術の依頼を受けることは大変ありがたいことであるし、信頼していただいているということなので、ぜひともお引き受けして患者さんの治療に貢献したい、という気持ちになる。

しかし、そもそも一般的な手術が必要な患者さんの治療依頼は少なく、依頼される場合はかなりむずかしい手術も含まれることを覚悟しなければならない。肝臓と膵臓の頭部（膵頭部《すいとうぶ》）を同時に切除するリスクの大きな手術であったり、胆管がんに対する肝切除をおこなってから数年後に膵頭部に発生した腫瘍を切除する癒着の強い患者さんの手術であったりしたこともあった。中国でのライブ手術では、手術の様子がインターネットで生配信され、数万人の外科医が固唾《かたず》を呑んで見守っていることもある。

常にそうなのだが、失敗は許されない。そして、これは世の常で、悪い噂は早く伝わる。依頼を受けて他院で執刀したが、仮に癒着剥離の段階で大出血に見舞われて患者が瀕死の状態に陥ったとなれば、あっという間に同業者の隅々まで噂として伝わる。患者さんや家族には大変申し訳ない残念な事態となることはもちろん、依頼した先生や病院、そして依頼された自分を含めた施設の評判を落とし、二度と依頼はなくなるし、今後も両施設間などにわだかまりが生じかねないだろう。生配信のライブ手術であれば、本当にテレビで報道されるようなニュースに成りかねない。だから、絶対に手術は無事に終えなければならない。

大切なのは我慢

そんな通常の手術にはないプレッシャーや孤独と闘いながら手術をするが、それがかえってよい緊張感を生む。始まってしまえば、手術はいつも同じだ。頭の中の引き出しを開けたり閉めたりしながら戦略を練る。ライブ手術に限って、患者さんの内臓脂肪が多く、組織は脆弱《ぜいじゃく》で出血しやすい。いつもの膵頭十二指腸切除以上に、止血操作がむずかしいのである。こんな時、助手に、そして自らにそっと声をかける。

「我慢だぞ、我慢」

手術が自動車の運転に似ていることは前に述べた。信号無視や急発進は手術でもご法度だ。コツコツ定速で進む。信号の三色に倣《なら》い赤い動脈、青い門脈、黄色い胆管をテーピングして確認し、温存するのか、切離するか、その都度判断する。時に渋滞した道路は避けて空いている迂回路《うかいろ》を走る。渋滞情報は組織の癒着具合を見ればわかるし、いつもの通り道に渋滞がある場合の迂回路のパターンは頭に入っている。迂回路を介して周囲臓器を十分に剝離していけば、いつの間にか渋滞は解消され、楽々と脈管を処理できることがある。だから、急がば回れ、厳しい場面こそ、安全で手堅い剝離に徹するのだ。

若いころに研修をした国保旭中央病院からの要請で、拡大左肝切除《かくだいひだりかんせつじょ》と膵頭十二指腸切除に肝動脈と門脈の合併切除と再建を必要とする高難度の手術を執刀したことがあった。あらかじめ静脈グラフト(切除しても大きな影響のない比較的太い静脈を採取し、円筒状やシート状に形成したもの)を作成して門脈の欠損部に補てんし、さらに肝動脈は心臓血管外科医に依頼して吻合してもらう。手術には一五時間もかかったが、がんはきれいに切除され、術後の経過も良好だった。こんな時、本当に我慢に我慢を重ねて良かったと思う。

あるいは、肝門部領域胆管《かんもんぶりょういきたんかん》がんに対する肝切除を以前に受けていて、今回は膵頭部がんから出血している方の膵頭十二指腸切除を依頼され、出張したこともあった。胆管がん術後には胆《たん》汁漏《じゅうろう》が長く続いたと聞いており、相当な癒着が予想された。

開腹すると癒着もさることながら、胆管を再建するために切離して持ち上げた空腸《くうちょう》が邪魔になり、膵頭部の視野が確保できない。基本中の基本である上腸間膜静脈《じょうちょうかんまくじょうみゃく》の確保がままならない。かたや、随伴性膵炎《ずいはんせいすいえん》が強く、膵臓の周囲の剝離も困難を極める。上腸間膜静脈に連なる門脈を探しに行くも、肝門部《かんもんぶ》の剝離が困難で確保ができない。胃と十二指腸はすでに切離されており、引き下がることもできない。前門の虎、後門の狼の状態である。

こんな時、頭の引き出しから手堅い戦術を引き出す。できる問題から解決すべしという原則は、受験勉強を通して学んだ、数少ない実生活に役立つヒントだ。絶対に事故を起こさない、手堅い剝離に集中する。一緒に手術をしている優秀な若手外科医や仲間に、皆で力を合わせないとこの腫瘍は切除できないぞ、と声をかける。カタストロフィーは患者を追い込むのみならず、外科医の信用の失墜につながる。がんや癒着との、じりじりとしたつばぜり合いが続く。

ふとブレークスルーに遭遇する。それをきっかけに形勢は一気に外科医に傾く。間もなく無事に腫瘍を制圧することができた。外科の神様に許しを得るまでじっと我慢して進むことが外科医に与えられた使命であり、神様は危険を避けて我慢し続けた外科医にはそっと微笑む。

さて、中国の大学病院でのライブ手術も厳しい中盤を迎えていた。

「今現在、二万人の外科医がこの手術を見ていますよ」

後ろから私を招待してくれた外科教授が教えてくれる。

「ありがとう、いいプレッシャーになるよ」

持参のスマートフォンからはスピーカーを通していつも手術中に聞いている音楽が流され、場を和ませる。平和な曲調に日常の平穏さを感じ取る。厳しい場面をなんとかやりくりし、次に進むべき着実な手順がしっかり見えてきたとき、外科医は自由な気持ちになる。難局の中でも、着実に安全に前に進み、手術をコントロールできるという自由だ。制限やプレッシャーがある中で感じるこの自由は力強く、尊い。

患者さんの無事を

中国でも手術が終わって思うのは、患者さんの無事に他ならない。手術前夜に訪れた病室にいらした奥さんや娘さん、そして本人の不安げな表情が浮かぶ。「この腫瘍は悪性ですか、良性ですか？」。中国語の質問を、外科教授が英語に翻訳して説明してくれる。「悪性を考えてください」と答える。万国共通の患者・家族の願いを強く感じ、そんな彼らの未来のために力になれるのであれば、そこには国境はない。

ライブ手術一週間後のメールで、経過は非常に良好で間もなく退院ですよ、と教えていただいた。イラスト入りの手術記録を早々に英語で仕上げて、メールの返事に添付をする。

手術そのものに国境はない。世界中どこでも、肝胆膵手術は患者さんへの侵襲《しんしゅう》が小さくなく、手術の難易度は高く、術後の合併症についても細心の注意を払うことが必要だ。患者さんの経過が良いという報告を聞くまでは、手術は成功とはいえないのである。

II 肝臓、胆道、膵臓

1　肝臓

体内で最大の臓器

肝臓は右肋骨に囲まれた、体内で最大の臓器である。重さはおよそ体重の二%、六〇kgの人なら、すでに述べたように、重量は一二〇〇gほどもある。肝臓自体は軟らかく、肋骨に守られており、その表面を体表から触ることはできない。ただし、肝硬変患者では右肋骨弓(弓のような形をした内臓を守る肋骨)の奥深くに肝臓の縁を触ることで、その位置がわかる場合がある。

肝臓は胃、十二指腸、小腸、大腸という体内の消化管から「門脈《もんみゃく》」という静脈系の血流を受け、①タンパクの合成や糖分の貯蔵などの代謝機能、②分解・解毒機能、③消化液である胆汁《たんじゅう》の産生、などを担っている。食事によって得られた糖分を貯蓄し、必要なときにタンパクを合成してわれわれの体を作り上げたり、お酒の成分であるエチルアルコールを代謝してアセトアルデヒドを介して水と二酸化炭素に分解したりする。肝機能が低下すると、タンパクを合成す

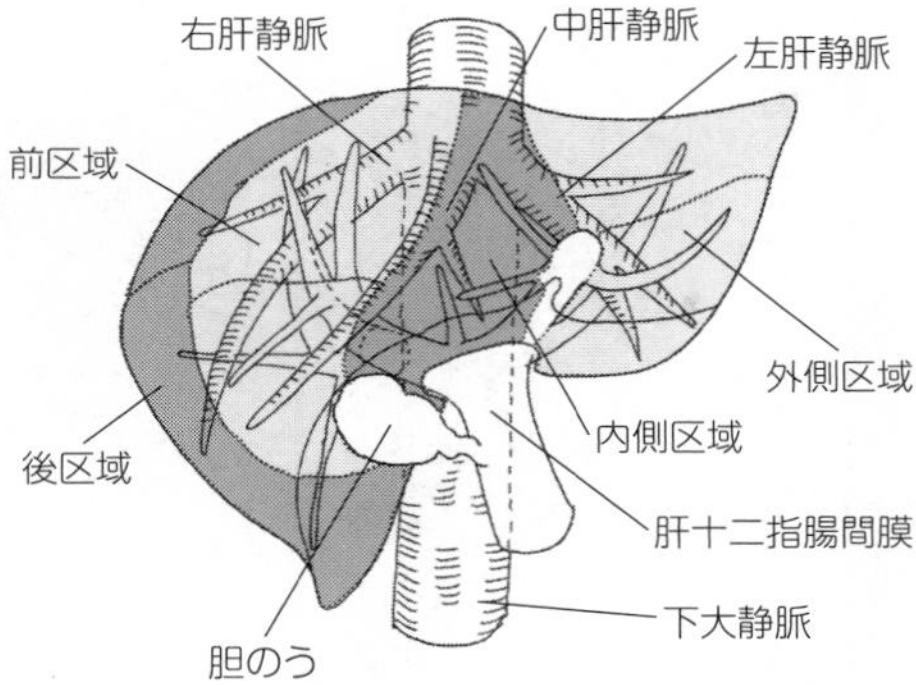

図 4　Healey と Schroy による肝区域分類

1953 年に発表した著書のなかで Healey と Schroy は，肝臓を外側区域，内側区域，前区域，後区域の 4 区域に分類することを提唱した．右肝静脈は前後区域の境界を走行し，中肝静脈は前区域と内側区域の境界を走行し，左肝静脈は外側区域内を走行する．肝十二指腸間膜内では胆管，肝動脈，門脈が三つ巴となり，グリソン鞘に包まれて走行する．

る機能や消化機能が低下し、低タンパク血症や低栄養状態になる。

大樹のように

肝臓はまるで大樹のように、枝葉と幹《みき》からなり、枝葉に当たる部分がグリソン鞘《しょう》や肝実質《かんじっしつ》と呼ばれ、肝臓を支える太い幹は肝《かん》十二指腸間膜《じゅうにしちょうかんまく》と呼ばれる(図4)。肝十二指腸間膜には、胆管、肝動脈、門脈の三つの主だった脈管が鞘《さや》に包まれて走行し、そのまま肝内にも枝わかれしながら分布する。

三つの脈管を包んだ鞘はグリソン鞘と呼ばれている。グリソン鞘は大樹のように一本の太い幹から次第に枝わかれして、肝表

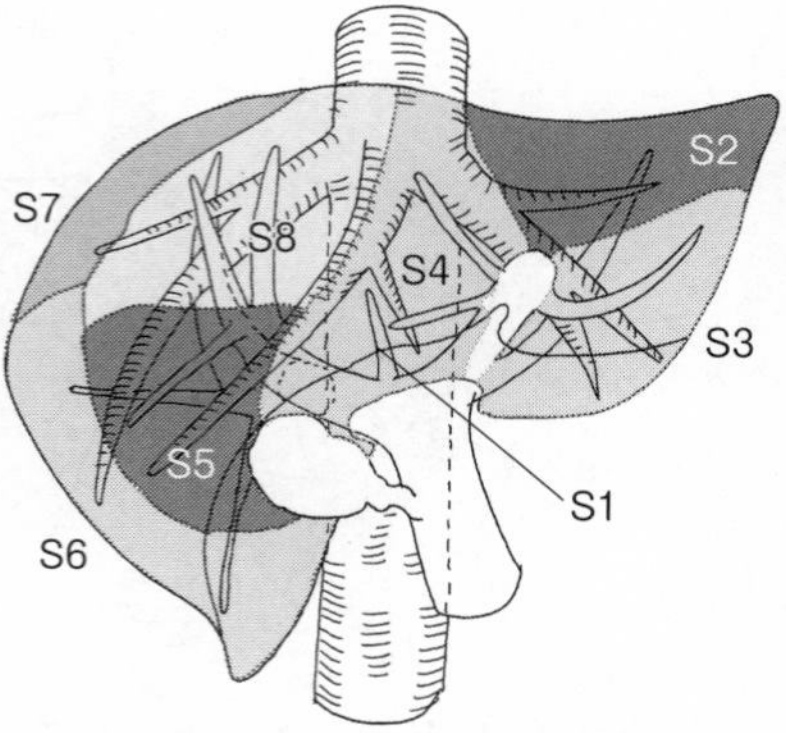

図5　Couinaudによる肝区域分類

現在広く用いられているフランスの解剖学者Couinaudによる8区域への分類．前述のHealeyとSchroyの分類と照らし合わせると，外側区域がS2＋S3，内側区域がS4，前区域がS5＋S8，後区域がS6＋S7に相当する．

面近くでは無数の小枝となる。大樹の葉にあたる肝実質は肝小葉《かんしょうよう》と呼ばれる肝細胞で構成され、各肝細胞の中心には中心静脈と呼ばれる細小な静脈が走行し、肝細胞で代謝された血液を集めて下大静脈へ向かって次第に太い静脈を形成してゆく。枝にあたるすべてのグリソン鞘には末梢に至るまで胆管、肝動脈、門脈が三位一体となって走行している。

グリソン鞘の分岐形態から肝臓は八つの区域にわけられる。大きくは左肝と右肝にわけられ、さらに左肝は外側区域と内側区域、右肝は前区域と後区域にわけられる(前出図4)。

さらに、外側区域はセグメント(Segment　S　区域)2と3、内側区域はセグメント4、前区域はセグメント5と8、後区域はセグメント6と7となる(図5)。残るセグメント1は尾状葉《びじょうよう》と呼ばれて、肝臓の最も背側《はいそく》、下大静脈という直径三㎝ほどの静脈のすぐ前面に位置している。

これら八つのセグメントを定義したのはフランスのクイノー（Couinaud）という解剖学者だが、セグメント1に相当する尾状葉の解剖の理解に大きく貢献したのは日本の公文正光先生と小暮公孝先生である。

また、Ⅳ章で詳述するように、幕内先生は一見モノトーンな肝臓の表面に各セグメントや、さらにそのセグメントの一部の支配領域を染めわけ、浮き上がらせて切除する肝細胞がんに対する過不足のない肝切除法を編み出し、肝系統的亜区域切除《かんけいとうてきあくいきせつじょ》と名づけた。

肝障害が進行すると

慢性C型肝炎、慢性B型肝炎、アルコール性肝障害、非アルコール性脂肪性肝炎（NASH）に伴う肝障害が進行すると、肝臓の線維化《せんいか》が進み、肝細胞は硬くなり、代謝機能が低下する。これにより、肝細胞の血管抵抗値が高くなり、肝臓へ流入する門脈血が行き場を失い、門脈圧が上昇する。この状態を門脈圧亢進症《もんみゃくあつこうしんしょう》と呼んでいる。

門脈圧亢進症の患者では、脾《ひ》静脈圧も上昇するために脾臓が腫大《しゅだい》する。これを脾腫《ひしゅ》と呼び、脾臓は血小板を消費する働きがあるために、血小板値が低下する。

また、行き場を失った門脈血が下大静脈へ側副血行路《そくふくけっこうろ》を形成しながら循環する。これらの側副血行は本来の生理的な静脈ではないが、しばしば食道や胃の粘膜下層で発達する。

粘膜下の側副血行が発達して怒張《どちょう》すれば、食道や胃の粘膜にみみずばれのような青紫色をした血管が内視鏡で観察される。これが食道や胃の静脈瘤であり、圧力が高まって薄い壁が破たんすると、食道や胃の粘膜から出血する。食道静脈瘤の破裂では、かなり大量の出血がみられることがあるため、上部消化管内視鏡で静脈瘤を認めた場合は、その特徴に応じて硬化療法といってエタノールを注入して静脈瘤を固めたり、バンドで結紮《けっさつ》したりする必要がある。

胆汁の産生

さて、肝臓が産生する消化液は胆汁と呼ばれる。胆汁やそれを含む便が黄褐色をしているのは、その中に含まれるビリルビンという物質のためだ。

血液中のヘモグロビンが代謝されるに伴って分解されたヘムは、さらに非抱合型ビリルビンに分解される。これは間接ビリルビンとも呼ばれ、非水溶性である。間接ビリルビンはアルブミンと結合して肝臓へ送られ、肝臓でグルクロン酸に結合すると水溶性の抱合型(直接)ビリルビンとなる。これが、胆汁中に排泄されるビリルビンとなる。

肝硬変の患者では、間接ビリルビンがグルクロン酸と結合せずに肝細胞内で蓄積する。そのうえ、代謝されたビリルビンも肝臓の線維化が進んでいると胆管内に排泄されにくくなり、血液内に排泄される。そのために、肝硬変患者の血液中では間接および直接ビリルビン値が上昇し、眼球結膜(いわゆる白目)や皮膚の黄染として認識される。これを黄疸《おうだん》と呼んでいる。

2　胆　道

胆汁を十二指腸に運ぶ道

胆道とは、肝臓で産生される胆汁を十二指腸に排出するまでに通過する、肝内胆管、肝外胆管、胆のう、十二指腸乳頭部《じゅうにしちょうにゅうとうぶ》(Vater 乳頭部)の総称である(図6)。十二指腸乳頭部には括約筋《かつやくきん》が存在し、食事に合わせて胆汁を排出する仕組みが備わっている。

前にも述べたように、胆汁は胆汁酸や胆汁色素であるビリルビンを含む黄褐色の液体で、脂

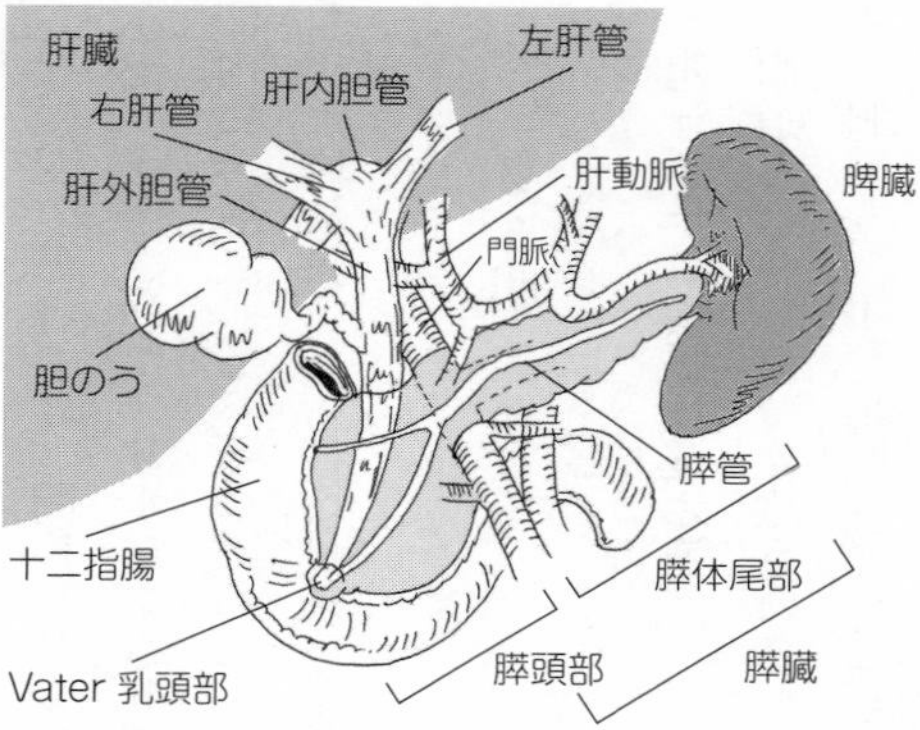

図 6　胆道と膵臓の模式図

胆管は，大きく肝外胆管と肝内胆管にわかれる．肝外胆管は膵臓内を走行して，膵管とともに十二指腸の Vater 乳頭部に開口する．肝臓で産生される胆汁は，胆管を介して十二指腸に排泄される．胆のうは胆汁を貯蔵する袋であり，食事に合わせて胆汁を排出する役割を担う．膵臓で産生される膵液は，膵管を介して十二指腸に排出される．Vater 乳頭部は，十二指腸乳頭括約筋の作用で胆汁や膵液の分泌を調整している．

肪の消化吸収に重要な役割を果たす。一日に産生される胆汁量は、五〇〇―一〇〇〇ml程度である。便の色調が黄褐色なのは胆汁の色のためで、胆汁の排出がなくなれば、白色便となる。

閉塞性黄疸

胆汁を産生するのは肝細胞であり、胆のうは胆汁を貯蔵して、消化時にまとめて放出する役割を担っている。したがって、胆石症や胆のうポリープなどの疾患を理由に胆のうを摘出したとしても胆汁の産生は保たれる。ただし、胆汁を一度に放出することができなくなるために、脂物を大量に摂取するともたれる感じがする、と訴える患者さんもいる。しかし通常は、胆のうを摘出した後も、食生活に特に問題は生じない。

胆管は肝動脈や門脈とともに肝十二指腸間膜内を走行し、肝臓内ではまず左右にわかれて、その後、各肝区域枝に分岐する。各区域で産生された胆汁は、上流である各区域枝から下流である総胆管に流れ込む。さらに胆汁は総胆管を経由して十二指腸に排泄されるが、総胆管の開口部に位置する十二指腸乳頭部には乳頭括約筋が存在し、胆汁の排出を調整している。

胆汁の流れが腫瘍や結石のために滞り、肝臓内から血中に逆流すると、血液中に胆汁が逆流することになる。この状態は閉塞性黄疸と呼ばれ、皮膚や眼球結膜が黄色に変色するため気づかれる。

胆管がん、十二指腸乳頭部がん、膵頭部《すいとうぶ》がんの患者さんは、胆管が腫瘍のために閉塞し、胆汁の流れが滞り、黄疸が初発症状となることが多い。

3 膵臓

内臓の深部に存在

膵臓は胃の後面、下大静脈・大動脈や左腎の前面に横たわる一五㎝程度のやや黄色がかった臓器で、膵頭部が大きく膨らんだおたまじゃくしのような形をしている(前出図6)。

右手側を膵頭部、その左を膵体尾部と呼ぶ。膵頭部は十二指腸に囲まれ、動脈・門脈系の静脈や胆管、膵管が複雑に分布している。膵尾部には脾臓が付着し、脾動脈や脾静脈を膵体尾部と脾臓が共有している。このように膵臓は腹腔《ふくくう》内の多くの臓器に囲まれて、深部に存在している。

外分泌と内分泌

膵臓の働きは、大きく二つある。外分泌と内分泌だ。

外分泌機能として膵臓は膵液を産生し、膵管を介して十二指腸に排泄される。膵管の十二指腸における出口である十二指腸乳頭部には、先に説明した胆汁を排泄する胆管と共通の排泄口が存在する。排泄口を囲む乳頭括約筋により、膵液や胆汁の排泄が調整されている。

膵液は無色透明で、一日に五〇〇―八〇〇mlほども分泌され、電解質と消化酵素を含んでいる。消化酵素には糖質を分解するアミラーゼ、タンパク質を分解するトリプシン、脂肪を分解するリパーゼが挙げられ、胆汁とともに消化に重要な役割を果たす。

一方、内分泌機能としてホルモンの産生と分泌を担っており、ランゲルハンス氏細胞から血液中に分泌される。ランゲルハンス氏細胞にはいくつかの種類があり、β細胞からはインスリン、α細胞からはグルカゴンなどが分泌される。

インスリンは、糖を細胞内に取り込むことによって血糖値を下げる働きを持つ。もともと糖尿病の持病がある患者さんに対して膵臓の切除をおこなった場合や、持病がなくとも膵臓の全摘をおこなった場合には、手術後にはインスリンが不足するため、血糖値を日に何度も測定し、血糖値に応じてインスリンを投与することが必要となる。

また、外分泌については、パンクレアチン製剤などの消化剤を内服することで補充することが可能である。

4 肝臓がん

肝臓がんの分類

肝臓がんは原発性と転移性にわけられる。肝細胞や肝内に存在する末梢胆管細胞ががん化したものが原発性肝がん、大腸がんや胃がん、膵がんなどのがん細胞が門脈を経由して肝臓に着床し、腫瘤《しゅりゅう》を形成したものを転移性肝がんと呼ぶ。

原発性肝がんの九四%は肝細胞がんであり、五%が肝内胆管がん、その他が一%である。慢性C型肝炎、慢性B型肝炎、アルコール性肝障害、非アルコール性脂肪性肝炎(NASH)などの障害肝を母地にして発生しやすいのが肝細胞がんであるが、肝内胆管がんも障害肝に発生しやすいことが知られている。

肝細胞がんとは

肝細胞がんは二〇一八年の日本人のがんでの死亡原因の第五位であり、近年は慢性C型肝炎患者の減少を背景に、発生件数が減少している。肝細胞がんは、障害肝に発生する固形腫瘍で、異型結節(Dysplastic nodule)から早期肝がんとされる高分化型肝がんに、さらには結節内により低分化の結節が発生する形で進行肝がんにと、多段階的に発育する過程が知られている。

典型的な肝細胞がんは比較的硬い被膜を持っており、内部は弾性のある腫瘍で、多くの結節が集合したようなやや黄色の割面を呈する。がん細胞は動脈血の支配を受けるので肝動脈《かんどうみゃく》(化《か》学《がく》)塞栓療法《そくせんりょうほう》(肝動脈内にカテーテルを進め、抗がん剤とゼラチン粒状の物質を注入してがんを死滅させる治療法。TACEと呼ばれる)が有用である。リンパ節転移の頻度は一%未満と低率だが、門《もん》脈内腫瘍栓《みゃくないしゅようせん》を形成し、経門脈的に(門脈を介して)肝内に転移しやすい性質がある。門脈内腫瘍栓のある症例や多発症例では、治療後の予後も不良となる。

肝細胞がんの治療法

治療には腫瘍の大きさや数と肝機能を考慮したうえで、肝切除、ラジオ波焼灼術《しょうしゃくじゅつ》(経皮的に電極針を腫瘍内に挿入し、ラジオ波電流を流して熱を発生させ、がん細胞を凝固・死滅させる治療法)、肝動脈(化学)塞栓療法、分子標的薬(がん細胞の増殖や転移をもたらす特定のタンパク質のみを攻撃する治療薬)を用いた薬物療法、肝移植、重粒子線治療が推奨される。ただし肝硬変が進行し、肝機能が低下すれば、治療の選択肢が少なくなる。

直径三cm、腫瘍数三個までなら、ガイドライン上は肝切除あるいはラジオ波焼灼による治療(局所療法)が推奨されている。しかし、三cmを超える腫瘍には肝切除が必要であり、腫瘍数が四個以上になれば、局所療法に替えて肝動脈(化学)塞栓療法や薬物療法が適応される。門脈内腫瘍栓が存在しても、積極的な切除によって長期の生存が得られる可能性があることも最近明らかになり、肝切除やその他の治療を組み合わせた柔軟な対応が望まれる。

肝機能が不良で腫瘍数が限定されている場合は肝移植の適応となるが、日本ではⅢ章で述べるようにその九割が生体肝移植で、欧米のような脳死肝移植の割合はきわめて低い。生体肝移植は近親者の肝臓の一部を患者に移植する治療であり、健常者が手術を受けて肝臓を提供する必要がある。健常者にメスを入れる生体肝移植は好ましいとは言えない。しかし、脳死ドナーの少ない日本では、生体肝移植をきわめて安全に粛々と進めていくしか、末期肝不全の患者さんを救う道がないのも現実である。

肝細胞がん治療のトピック

二〇二〇年現在のトピックとして薬物療法の進歩、肝切除とラジオ波焼灼術のランダム化比較試験(注1)の結果、そして脳死肝移植の保険適応拡大の三つを挙げる。

薬物療法では分子標的薬のレンバチニブ(商品名レンビマ)がソラフェニブ(商品名ネクサバール)に対して劣性ではないこと(統計学的に効果は同等あるいはそれ以上の可能性があること)が臨床試験で示され、レンバチニブが切除不能例に対する一次治療薬として使用可能となった。一次治療薬が効かなかったときの二次治療薬のレゴラフェニブ(商品名スチバーガ)とともに、治療薬の選択肢が増加している。

免疫療法として、PD-1抗体のニボルマブ(商品名オプジーボ)は、ソラフェニブに対する優越性が証明はされなかったが、分子標的薬と併用できれば有効な治療薬として注目されている。

PD-L1抗体のアテゾリツマブ(商品名テセントリク)とベバシズマブ(商品名アバスチン)の組み合わせ治療は、ソラフェニブ単独療法と比較して切除不能の肝細胞がん患者の予後を改善したことが二〇一九年一一月に発表され、「肝癌診療マニュアル第四版」に新たな一次治療として追記された。今後も引き続き免疫療法の有用性が注目される。ただし、高額な薬価が問題である。

肝切除とラジオ波焼灼術はともに局所療法の範疇《はんちゅう》で、腫瘍の存在する肝臓部位を切除するか、高周波で焼き切るか、の違いであるが、この双方とも肝細胞がんに有用であり、臨床の現場で広く用いられている。この二つの方法を比較したSURF Trialという多施設共同ランダム化比較試験の結果、無再発生存率に対して肝切除の優越性は示されなかったと発表された。すなわち、肝切除のほうがより根治的治療であると考えられていたが、必ずしも再発率に差は認めなかったことになる。ただし、本試験はさらに長期に結果が観察される予定であり、検討が必要だ。

三番目は脳死肝移植の保険適応基準の拡大である。今まで肝細胞がんに対する脳死肝移植はミラノ基準と呼ばれる脳死肝移植後の成績の良い条件に従い、肝外転移や門脈侵襲《しんしゅう》を認めない、直径三cm以内、三個以内の腫瘍あるいは単発で直径五cm以内の腫瘍に対して主として実施され、また、保険適応となっていた。これを日本の肝移植実施施設が協力して基準を見なおし、脳死肝移植において直径五cm以内、五個以内、そしてAFPという腫瘍マーカーが五〇〇ng/ml以下であれば移植後の予後が良好であるとして、5-5-500基準という新しい基準を作成し、二〇一九年八月から保険適応とした。

以上のように肝細胞がんの治療は新薬の開発、臨床試験による治療法の比較、保険適応の拡大などにより少しずつ改善されつつある。

注1　ランダム化比較試験とは、従来用いられてきた治療法Aに対して有効性があるとされる新しい治療法Bの有効性を客観的に検証する科学的な試験方法である。AとBの治療法をおこなう患者さんを比較する項目や登録人数は事前に統計学的な仮説に基づいて決めておく。患者さんは試験の説明を受けて参加することも不参加を表明することも自由であり、不参加を表明したからといって、患者さんに不利益を生ずることはない。仮に試験に参加したとしても、AとBの治療法を医師や患者さんが選ぶことはできず、統計学的に無作為にふりわけられるのでランダム化比較試験（無作為化比較試験）と呼ばれる。「Aのほうがこの患者さんには良さそうだ」などの医師の主観をバイアスと呼ぶが、このような主観を排除して治療法がふりわけられる。バイアスが極力排除された、科学的で統計学的にもきちんとデザインされた大規模なランダム化比較試験の結果は重要である。その結果によっては、標準治療（最も信頼されるベストの治療法）が大きく変わることがある。

5　胆道がん

胆道の三種類のがん

胆道がんは、肝がんに分類される肝内胆管がんを除けば、肝外胆管がん、胆のうがん、十二指腸乳頭部がんの三種類に大別される。

胆管がんや乳頭部がんは黄疸で発症することが多い。肝臓で作られた胆汁は胆道を介して十二指腸へ排出されるが、この胆道に閉塞があれば、胆汁は肝内に貯留し、閉塞性黄疸を呈する。

胆のうがんは胆管の枝にぶらさがった袋である胆のうに発生する。進行して胆管に浸潤《しんじゅん》しなければ黄疸を呈しない。したがって、胆のうがんの発見は、腹部超音波検査などの画像検査により直接胆のうの腫瘍を描出しなければならず、診断は困難なことが多い。

胆道がんの治療法

胆道がんに対しては、外科手術によってがん病巣を切除することが最も有効かつ唯一の根治的治療であり、切除のむずかしい場合は全身化学療法を選択する。ただし、肝細胞がんほどには数多くの治療選択肢が存在しない。

肝門部領域胆管《かんもんぶりょういきたんかん》がんと呼ばれる肝門（肝臓の入り口）付近の胆管に発生した胆管がんの切除では、比較的大量の肝切除に加えて、肝門部に集中・交錯する胆管、肝動脈、門脈の切除と再建を必要とすることがあり、レベルの高い術前診断や手術技術、綿密な術前術後管理が必要となる。そのため、肝門部領域胆管がんの手術は、肝胆膵外科医のみならず診断や治療に精通した放射線科医、内視鏡医、消化器内科医などとチーム体制の組める病院でおこなう必要がある。

一方、膵臓内の胆管がんや十二指腸乳頭部がんの切除では、膵頭十二指腸切除《すいとうじゅうにしちょうせつじょ》という切除法がおこなわれる。肝門部領域胆管がんの手術ほど複雑ではないが、やはり病院の総合力が問われる術式である。

胆のうがんはその進展度に応じて、様々な術式《じゅつしき》を適応することが想定され、肝胆膵外科を専門とする医師による正しい診断と治療が必要となる。

術後の補助化学療法については二〇二〇年現在、標準治療として推奨される治療法は確立されていない。

切除の困難な胆道がんに有効な化学療法は日本ではゲムシタビン(商品名ジェムザール)とシスプラチンか、ゲムシタビンとS-1(商品名TS-1)の組み合わせ治療が標準である。このゲムシタビンとS-1による治療の有用性は杏林大学病院腫瘍内科の古瀬純司教授がグループ長をつとめるJCOG(日本臨床腫瘍研究グループ)肝胆膵グループによるランダム化比較試験の結果によるものであり、二〇一八年に結果が公表されたばかりである。これらの化学療法後の生存期間の中央値は一四カ月程度と報告されているが、少しずつ科学的エビデンスが蓄積されつつあり、今後の動向が注目される。

6　膵がん

膵がんの成績

一般に「膵がん」と呼ばれる病気は浸潤性膵管がんのことであり、最も予後の不良ながんと考えられている。膵がんによる死亡は、二〇一八年の日本のがん死亡の第四位である。

国立がん研究センターが二〇一九年八月に発表した部位ごとのがん生存率では膵がんの五年

生存率は九・六％、三年生存率でも一六・九％で、前立腺、乳房、子宮、膀胱、大腸、胃、肝臓、食道、肺、腎臓、喉頭、胆のうに発生する他のがんに比較して、極端に低い数字だ。

だが、これは、切除可能だった患者さんとすでに進行していて治療が困難だった患者さんなどのすべてを含んだデータであることに留意しなければならない。切除可能な患者さんの五年生存率は、最近の臨床試験の結果では四〇％前後と報告されている。

膵がんの性質

膵がんは、膵液を運ぶ膵内の細い管である膵管の内面から発生する。膵臓は腹部の中央付近の、内臓を収めた腹腔というスペースの最も背中寄りに位置し、大動脈や内臓に分岐する主要な動脈、リンパ管、神経の中枢部分に近接している。膵がんが近接する腹腔動脈や上腸間膜《じょうちょうかんまく》動脈《どうみゃく》に浸潤すると、切除の可能性が低下する。また、膵臓周囲の血流の流出路は門脈だが、門脈は肝臓に連なるため、膵がんは肝臓に転移しやすい。

膵がんは周囲組織に容易に浸潤する性質を持ち、動脈、リンパ管、神経に浸潤し、リンパ節に転移したり、痛みを発生したりする。膵臓が、腹部中枢の大血管、肝臓に直接連結する門脈、神経、リンパ管に囲まれていることは、膵がんの予後を不良にしている一つの要因だと考えられる。

膵がんの症状で代表的なものは黄疸であるが、それは膵臓の頭部に腫瘍が発生した場合に現れるもので、膵体部や膵尾部に発生した膵がんでは黄疸は認めない。体重減少、腹部背部痛、糖尿病の悪化などがその他の症状として挙げられるが、膵がんの七―八割は発見時にはすでに外科的切除が困難であるとされる。

進行した膵がんの治療法

切除の困難な進行した膵がんは、肝転移や遠隔リンパ節転移、腹膜播種《ふくまくはしゅ》などのいわゆる遠隔転移が認められる場合(UR-M unresectable-M、unresectable は切除不能、Mは metastasis=転移を表す)と、小腸や上腹部の内臓に直結する上腸間膜動脈、腹腔動脈、肝動脈へのがんの浸潤が認められる場合(UR-LA unresectable-locally advanced 局所進行)に大別される。最近は化学療法や放射線療法が発達し、UR-LA膵がんであれば、化学療法や放射線療法をまずおこない、腫瘍を縮小させた後に切除を加えるコンバージョン手術がおこなわれる機会も増加してきている。しかし、手術の難易度は高く、また、再発率も低くないため、その適応基準については慎重に検討する必要がある。

遠隔転移や主要な動脈への明らかな浸潤は認めないが、主要動脈に腫瘍が半周未満で接触していたり、門脈に半周以上接触ないし浸潤したりしている場合、その程度によっては切除可能境界（BR　borderline resectable）膵がんと呼称している。近年の報告では、BR膵がんに対しては化学療法や放射線療法後に切除することで、手術を先行させる場合に比べて、外科的切除断端の陽性率（切除した切り口を顕微鏡で見た場合のがん細胞の遺残率）やリンパ節転移率が低下し、予後が改善されることが示されている。

UR-M膵がん、UR-LA膵がん、BR膵がんのように進行した膵がんの治療では、どのような化学療法を用いるのか、放射線療法を組み合わせるのか、どのようなタイミングでどのように手術するべきなのか、などが現在盛んに議論され、世界中で臨床試験や積極的かつ探索的な治療がおこなわれているところである。

切除可能な膵がんと補助化学療法

一方、遠隔転移や主要動脈への浸潤を認めない場合は切除可能(R resectable)な膵がんと定義される。従来、切除可能な膵がんには早期の手術が薦められていたが、日本でおこなわれた二つの臨床試験の結果によって、二〇二〇年現在ではその治療手順が一〇年前と比較して、大きく変化した。

まず、術後の補助化学療法としてS-1を内服することが標準的な治療となった。これは静岡がんセンターが中心となって全国規模でおこなった第Ⅲ相試験であるJASPAC 01試験の結果によるものである。本結果は二〇一三年に米国サンフランシスコで開催された消化器がんシンポジウム(ASCO-GI)において発表されたのち、二〇一六年に世界的に最も信頼度の高い英文医学誌のひとつである*Lancet*に掲載された。

すなわち、R膵がんの術後に、経口の代謝拮抗剤であるS-1による化学療法を施行した患者群が、それまでの標準治療であったゲムシタビンによる化学療法を施行した患者群よりも、全生存率が良好だった(S-1群の五年生存率が四四・一%、ゲムシタビン群は二四・四%)。S-1による補助化学療法は四クール(六カ月)が必要であり、術後にこの半年間の化学療法を続けられるように、手術計画を立てる必要が生じてきた。

次に明らかになったのは、R膵がんであっても、すぐに手術をするよりも全身化学療法後に手術をしたほうが治療成績が良好である、ということである。すなわち、術前にゲムシタビンとS-1による化学療法を施行してから手術した患者群が、化学療法をはさまずに手術した患者群よりも、術後の生存率が良好だったことが、二〇一九年にやはり前出のASCO-GIで発表された(Prep-02/JSAP-05 試験)。

この研究対象群には、BR膵がんも含まれており、BR膵がんとR膵がんにおいて、術前に化学療法をおこなうことが今後は標準治療となっていくことが予想される。これらの臨床研究の結果は日本の研究グループから発表され、今後の膵がんの外科治療を方向づける非常に重要なものとなった。

私のいる診療科でも、二〇一九年の九月から原則すべての切除可能な膵がんの患者さんにはゲムシタビンとS-1による術前補助化学療法と、S-1による術後補助化学療法をおこなっている。しかし、二〇二〇年現在の標準治療が、続く臨床試験によって塗り替えられることも時間の問題かもしれない。

このように、膵がんの手術成績は、術式の発展というよりはむしろ、術前や術後に用いる化学療法の組み合わせによって少しずつ向上してきている。

膵臓にはいわゆる膵がんの他にも、膵管内乳頭粘液性腫瘍(IPMN)や粘液性のう胞腫瘍(MCN)に代表されるのう胞といわれる粘液の袋を膵管に伴った腫瘍や、神経内分泌腫瘍などが発生する。これらの腫瘍は膵がんに比較すれば術後の成績は良好であり、IPMNについては切除をせずに経過観察する場合も少なくない。開腹《かいふく》を避けて腹腔鏡下の膵切除がおこなわれることも多く、治療については各担当医に十分に説明を受けることが大切である。

Ⅲ　肝胆膵外科医への軌跡

1　地域基幹病院の外科部長からの学び

外科研修先の決定

大学を卒業後、大学病院の外科や麻酔科での一年半にわたる研修医生活を終えて、いよいよ本格的に二年間の前期外科研修を始めることになった。当時は外科志望の研修医が多く、外勤先の選択はあみだくじで決めた。

私が三番手の権利を得て選んだのは、都心の大病院ではなく、銚子港の近く、千葉県の旭市にあり、当時、〝野戦病院〟と恐れられていた国保旭中央病院であった。千葉県東部の基幹病院である。この僻地手当のつく病院の外科に赴任したいと思ったのは、ここで修行をして大学に戻ってきた先輩外科医たちが、豊富な経験に裏打ちされた自信にあふれているように映ったからだ。

だが、総武本線に揺られて旭駅に向かう二時間の道中は長く、窓を開けると延々と畑がつづき、なかなか目的地に到着せずに夕暮れを迎えるにあたり、気持ちは暗澹《あんたん》としてきた。生まれてこの方、都会暮らししかしたことのない二〇代中盤の青年の胸中に、もっと都心で待遇のよい病院も選択できたのでは、という若干の後悔の念や、いいようのない不安が頭をもたげてきた。駅に到着後、さらに三〇分ほど歩いた広大な平地に、白亜の大病院が忽然《こつぜん》と現れた。

受付で外科への取り次ぎを頼むと、外科部長の部屋へ案内された。外科の登政和《のぼりまさかず》部長は空手の名人で、半端なことは許さないので気をつけるように、という話は先輩から伝え聞いていた。しかし、実際に会ってみると、歳は還暦を過ぎたころであったか、迫力あるグレイの侍眉毛を蓄えて、野武士や仙人を思わせる風貌で、「おうっ、来たね」と、人懐こい笑顔で気さくに迎えてくれた。歓迎の宴に向かうタクシーの後席には、その後二年間一緒に研修することになる村川知弘(現関西医科大学呼吸器外科教授)、阪本、そして登部長が乗り込む。三人並んだ窮屈な体勢でじっと身を固めている車内で、「お前たち、飲酒運転はダメだからな」と釘を刺すように言われたのを覚えている。

外科修行

旭中央病院での二年間の外科修行は、きわめて充実したものだった。日中に予定された大腸がんや胃がん、鼠径《そけい》ヘルニアなどに対する定時手術が終わると、当直や夜間オンコール(呼び出し)当番が定期的に回ってくる。夜間に急性虫垂炎や腸閉塞、消化管穿孔《せんこう》などの急を要する疾患に対する臨時手術が待っている。当時はプロトンポンプインヒビターという胃や十二指腸潰瘍に著効《ちょこう》する治療薬はなく、潰瘍が穿孔した場合は広範囲胃切除といって、胃を三分の一から二分の一ほど切除するのが通例であった。十二指腸潰瘍の穿孔の手術を終えて救急外来に戻ると、次の十二指腸潰瘍穿孔の患者さんが待っていたこともある。

救急外来では現在に比べて交通外傷の患者が多く、肝臓の損傷、脾臓の損傷、ハンドル外傷による膵臓の挫滅《ざめつ》、さらに土地柄、馬に蹴られた腹部外傷の患者も運ばれてきた。外科で最も若手の村川と私は、かならず最初にコールを受けて患者に対応し、それこそゆっくりと眠る間もなく働いた。定時手術、臨時手術、当直、回診、包帯交換、そしてまた定時手術。仕事を終えて旭中央病院の医師専用マンションに戻っても、ポケットベルが鳴るとまた病院に戻って働いた。それでも、日が暮れると病院裏の居酒屋や寿司屋に足しげく通っては、二年先輩の永井元樹先生(現旭中央病院外科部長)らと、手術談義にふける毎日だった。

一見豪放磊落《ごうほうらいらく》な登部長が、やがて、ユーモアに富み、心やさしく繊細であることがわかるのに、それほど時間はかからなかった。鹿児島出身で東京大学空手部にも所属した猛者《もさ》であり、「文句あるか」が決まり文句である。手術室では白装束に高下駄といういで立ちで、いつもカランカランと下駄の音を鳴らして登場した。ぶっきらぼうなようで、小動物のように澄んだまなざしをおもちで、どこか弱者の味方、そしていつも手術室の主役だった。時に足のすくんだ若手外科医に発破《はっぱ》をかけながら、でも、手術中はほとんど部長の独壇場だった。

登部長の回診は週に二回。回診の前に、担当医がそれぞれ七―八名の担当患者の容態を患者温度板を見せながら部長に説明する。登部長は決まって「おうっ、そうか」と短くコメントされた。今から思えば、卒後三、四年目の若い外科医が定時手術の患者の病状について説明する内容は、温度板に書かれている疾患名、術式《じゅつしき》、術後の日数と体温の変化を見れば一目瞭然であり、合併症の種類や発生時期も経験的に推し量ることができる。

だから、部長は半分話を聞きながら、残る半分でむしろ、われわれの力量を推し量っておられたのだと思う。きちんと患者と対峙しているか、勉強しているか、ごまかしはないか、手術に情熱を持って臨《のぞ》んでいるか、そして日々成長しているか、そしてその成長を楽しみにしておられるように思えた。部長はわれわれの説明に相槌《あいづち》を打ちながら、話のつじつまが合わない時はユーモアを込めて突っ込みをいれ、場の笑いを誘うことも多かった。

患者さんへの向き合い方

当時は腹部に留置した排水管（ドレーン）から出てきた腹水は、パックにためずに、ガーゼに吸い取らせる方法で管理していた。一日に一〇〇〇mlや二〇〇〇mlもの腹水が出てくる術後の患者さんの場合は、ガーゼの交換が頻回であり、朝夕の回診でのガーゼ交換は、患者さんの容態、吻合部《ふんごうぶ》の縫合《ほうごう》不全の有無を確認するうえで、大切なルーチンであった。時には、吻合した腸管のつなぎ目の生着が悪く、術後一週間ほどしてから、便や腸液が漏れることがあった。これを縫合不全と呼んでいる。

縫合不全を認めると、その排水管からは悪臭のある腸液が漏れ出て、ガーゼは黒褐色や緑色に汚れ、患者さんは発熱する。すると、食事をしばらく我慢していただいて、抗菌剤を投与することになる。自分が手術をした患者さんに、このような合併症が生ずることは、患者、家族そして担当した外科医にとっても、このうえなく残念なことであり、早く治ってほしい一心で、手術の合間をぬって朝夕患者さんのもとを訪れることになる。もちろん、縫合不全が発生しても適切に治療を続ければ徐々に快方に向かっていくのだが、発熱に苦しみ、食事も摂れない患者さんを前にして、若き外科医は自責の念に苦しめられる。

ある時、縫合不全を起こした患者さんの処置をしようと夕方病棟に上がってみると、そこに登部長が待っていた。

「おうっ、一緒に洗浄に行くか」

患者の状態がよければ、回診時も細かいことは言わない部長だが、このように合併症を起こした患者がいる場合には、毎夕にでもさりげなく病棟に来て、われわれ若手外科医に付き合ってくれた。そして、一緒に患者さんのもとへ足を運び、ドレーン内を洗浄した。洗浄とは排水管のドレーンから出てくる膿《うみ》を、少量の生理食塩水で洗い流し、患部をできるだけ清潔に保つ操作のことだ。登部長は不安げな患者さんの横で、ドレーンの中を何度か生理食塩水で洗浄し、出てくる膿の濃さや量をじっと確認する。部長の手は大きい。その手で一度に押し出す生理食塩水の量はやや多いので、洗浄操作は若手外科医がするよりも豪快に見える。

まずまず大丈夫そうだとわかると、

「大丈夫だ。へっちゃらのパーだね」

そう言って、やさしく患者さんの手を握った。そのやりとりにほっとするのは、患者さんよりもむしろ、患者さんのことが心配でならない僕ら若手外科医だった。

やさしさと厳しさと、探究心

患者にやさしい一方、登部長は無責任な外科医にはめっぽう厳しかった。患者さんをあまり熱心に診察しない、あるいは合併症に対峙していない外科医は、手術の担当から容赦なくはずす空気感があった。また、週に一度、医局で開かれた抄読会《しょうどくかい》(最新の英語論文から興味深い話題をピックアップして外科医員全員に紹介する会)では、ウイスキーグラスを片手に、外科の歴史から皆の知らない苦労話までを語り、「がんがん手術をやらなきゃだめだ!」と鼓舞された。次第に酔いが回ってくると、ポリシーの許容できない医師の話になり、容赦なく切り捨てるものだから、抄読会は最新の外科の話題から外科医としての生き方まで、部長の考えを教えていただける絶好の機会となった。

　このようにうら若き外科医にとっては空手の武闘家である豪快な登部長は、やさしくもおっかない外科の親父そのものだった。そんな親父のもと、皆、一生懸命患者さんの世話をして、よく手術をして、そして仕事のあとはよく飲みに行った。

　一方で、登部長は研究熱心だった。一〇〇〇例以上の病理解剖検体から頸部《けいぶ》のホルマリン固定標本を作成された。その頸部の標本を用いて甲状腺と副甲状腺(上皮小体)を解剖し、副甲状腺には複数の動脈支配があることを世界で初めて証明した。この成果は*Surgery*という米国の一流医学英文誌に発表された。そんな師匠の姿にあこがれ、私は二年の研修を終えて大学病院に戻り、その後二度目に旭中央病院に赴任した時に、膵臓の頭部のホルマリン固定標本を作って研究したいと登先生に申し出た。

「いいか、一度しか言わねえからな」

　言葉通り、薬剤の調合法は本当に一度しか教えてくださらなかったが、私は彼の言葉を一言一句書きとめてその通り実践した。

　その後一年間、病理解剖検体を用いて膵頭部《すいとうぶ》のホルマリン固定標本を三〇体ほど作成した。この固定標本を解剖しているうちに、膵頭部を発生学的には背側膵《はいそくすい》由来の前区域と、同じく発生学的に腹側膵《ふくそくすい》由来の後区域に、固定標本のうえではきれいにわけられることを証明することができた。さらに、膵頭部の前区域切除を実際に旭中央病院で執刀し、前区域のみを切除し、膵頭部後区域、十二指腸、胆管を温存することができた。やはり *Surgery* に掲載されたこの研究は、私の大学院での学位論文となった。

このように登先生に教えていただきながら八〇〇件もの手術をこなしたこの旭中央病院での二年間は、外科医人生の始まりとして忘れられない二年間である。登先生は三年前に病に倒れてお亡くなりになった。葬式の席では、彼の強さとやさしさと勇気を思い出し、胸が熱くなった。

2　肝胆膵外科の師との出会い

レジェンドのオーラ

旭中央病院外科で二年間の前期外科研修を終え、私は一九九五年、東京大学医学部第二外科（現肝胆膵外科、人工臓器・移植外科）に入局した。そこで肝臓外科のレジェンド、幕内雅敏先生に出会った。

幕内先生は、国立がんセンター（現国立がん研究センター中央病院）医長時代に始めた肝細胞がんに対する術中超音波検査を応用した肝系統的亜区域切除《かんけいとうてきあくいきせつじょ》（以下、後述）、間歇的肝門遮断《かんけつてきかんもんしゃだん》による肝離断《りだん》中の出血量の低減、大量肝切除後の肝不全を予防するための術前門脈塞栓術《じゅつぜんもんみゃくそくせんじゅつ》、などの新しい外科技術の開発により、肝切除の安全性を飛躍的に向上させた世界的に有名な肝臓外科医であった。国立がんセンター手術部長から一九九〇年、四四歳の若さで信州大学の教授となって国内三例目の生体肝移植を手がけ、その後世界初の成人間生体肝移植（成人ドナーから成人レシピエントへの肝移植）を成功させた。そして、一九九四年に東京大学医学部第二外科の教授に就任されたばかりだった。

私が初めて幕内先生にお会いしたのは、師走の寒い朝だった。東大病院の旧外科病棟の七階にあるカンファレンスルームはやや手狭で、さびれたクリーム色の壁の廊下には部屋に入り切れなかった数名の先輩外科医が立っていた。カンファレンス開始時間である八時に部屋にはたどり着いたが、ひとつしかないドア付近に先輩たちが立っているので内部の様子はよく見えない。すると、ひときわ甲高い声が中から聞こえてきた。

「旭帰りはいるか？　旭帰りは？」

旭帰りとは、旭中央病院の外科で二年間の初期研修を終えた新入医局員のことを指しており、該当するのはこの冬に入局した数名の医局員の中で私だけだったので、ここは意を決して出て行かねばならない。

「はい、私です」

張り詰めた緊張感の中、先輩外科医をかきわけて一歩前にでた。シャーカッセン（レントゲン写真に光を透過して観察するための装置で壁に装着されている）のまぶしい白色灯の光を背にして、小柄だが、頭髪を七三にきれいに整え、ネクタイに吊ズボンがビシッと決まった幕内先生が、パイプ椅子に座り、鋭い眼光で私をじろりと見上げた。

「おう、お前か。ここに座れ」

部屋でただひとつの空席となっている最前列のパイプ椅子を指す。その時、私は医局員の前で裁かれるような差し迫った空気を感じた。そして「旭帰り」という呼び方に、旭中央病院の二年間で八〇〇件の手術に参加して修行してきた若手に、どのくらいの実力があるのか見定めてやろう、という意図があるような気がした。机を挟んで教授の対面にはカンファレンス司会進行役の講師の先生が座り、昨夜の当直医師が医局員のほうを向いて立ち、当直中に対応した緊急手術の説明をし終えたところであった。

「よしお前、ＦＦＰの中のトータルプロテイン（総タンパク）の濃度を言ってみろ」

旭帰りの若き外科医は動揺した。このＦＦＰというのはFresh Frozen Plasma（新鮮凍結血漿《けっしょう》）の略語であり、慢性肝障害のある患者の肝切除後に低下した凝固因子を補うために使用する。幕内先生の下《もと》には、慢性Ｃ型肝炎や慢性Ｂ型肝炎に起因した肝障害のある肝細胞がんの患者が多く集まっており、肝細胞がんに対する肝切除が第二外科教室の主軸となる仕事であった。そして肝切除を受けた患者を肝不全という重篤な合併症に陥らせることなく、腹水をコントロールし、ＦＦＰを投与して凝固因子やアルブミンを補いながら管理することが、若い外科医の最重要任務であった（注2）。

さて、ＦＦＰは旭中央病院で時々使用したことはあったものの、肝不全や播種性血管内凝固《はしゅせいけっかんないぎょうこ》（ＤＩＣ）などの重症患者の管理に用いる血液製剤であり、日常的に用いる製剤では少なくともなかった。そして、ＦＦＰ中の電解質濃度や総タンパクの濃度を記憶している由もなかった

（注3）。かといって、知りませんと言って済まされる雰囲気ではなく、それは旭中央病院の外科でそれなりに修行してきた自分としても、プライドが許さなかった。後ろでは先輩医局員たちが、この前期外科研修から帰ってきたばかりの若手が、この窮地をどう脱するのかを固唾《かたず》を呑んで見守っているような気がした。

「五・三です」

覚悟を決めてそう答えた。それは普段見慣れている血液中の総タンパク濃度を参考に、このくらいであろうというあてずっぽうであったが、ぐっと押し返すように答えた。幕内先生は少し顎を引いて、眼鏡の奥から私を見上げるような仕草を加えた。

「そうだ。そんなもんだ。お前、わかっているじゃないか」

幕内先生は上機嫌なのか、とりたて何とも思わなかったのか、はりのある声でそう言って、話題は次に移った。固唾を呑んで見守っていた医局員もほっとして、部屋の空気がかすかに動いたように感じた。

幕内先生のオーラに触れたのは、これが最初だった。他の外科医にはない独特の緊張感、それは当時まだ困難だった肝硬変に対する肝切除を、孤独に耐えて執刀し続け、世界に先駆けて生体肝移植を成功させ、人の生死が、いかに些細なことで左右されるかを知り尽くした外科医のみが宿した緊張感であり、学歴より実力を重視し、それぞれの若手医師に厳しくも明るく接してくれた江戸っ子教授の気概《きがい》に触れた瞬間でもあった。

だが、ほっとしたのもつかの間、この日から、厳しい肝臓外科の修行の毎日が始まったのである。

肝細胞がんの外科治療

私が幕内先生の教室で医員や大学院生として身近に教えていただいたのは一九九五年一二月から二〇〇一年三月までのほぼ五年間だが、そのうち一年間は旭中央病院での後期外科研修に出張したため、正味四年間に過ぎない。その四年間に、肝胆膵がんの手術や生体肝移植の術前術後管理に携わった。実際に病棟医として働いたのは一年四カ月と短く、一九九七年四月に東京大学大学院に入学、三年間はベッドフリーといって、研究主体の生活を送りながら、カンファレンスや生体肝移植の手伝いなどで臨床にかかわっていた。

一九九〇年代の終わりごろ、肝細胞がん患者のうち、慢性C型肝炎に罹患している割合は七〇％程度で（慢性C型肝炎に対する治療の進んだ現在は五〇％程度）、慢性B型肝炎が一五％だった。肝切除の対象患者の肝機能は、肝炎ウイルス患者の減少した近年と比べて低下していることが多く、肝機能の低下した肝硬変患者に対する肝切除が頻繁におこなわれていた。

また、肝細胞がんに対する主たる治療法は肝切除であり、内科的治療として今では主流となったラジオ波焼灼術《しょうしゃくじゅつ》や分子標的薬は存在せず、切除の困難な場合は肝動脈《かんどうみゃく》（化学《かがく》）塞栓療法《そくせんりょうほう》がおこなわれていた。

幕内基準

肝細胞がんは慢性肝炎や肝硬変を伴った患者に発生するため、多くの肝細胞がん患者の肝機能は低下しており、たとえ治療目的でも大量に肝臓を切除すると術後に肝不全を発生する。肝不全は時に回復不能で致命的となるため、術前・術後の肝不全対策が当時学会で盛んに議論されていた。

肝不全を予防するために最も重要なのは、肝機能を手術の前に正確に評価し、肝臓の切除範囲を肝機能に応じて調整することである。

外科切除の対象となる患者の肝機能の予測には、ICG検査が有用である。これはインドシアニングリーン（ICG）という肝臓で特異的に代謝される色素を静脈内に注射し、五分、一〇分、一五分後の代謝率を測定する検査法で、ICG一五分値を目安に、切除の許容される肝臓の区域や容量を示した安全基準を幕内先生が一九八六年に発表した。この「幕内基準」は発表されてから三〇年以上経過した現在でも、日本やアジアを中心に汎用《はんよう》されている。安全な肝切除のための基準について今も議論が続けられているが、本基準を超える有用な新基準はなかなか登場しない。

肝系統的亜区域切除

Ⅱ章でも述べたように、肝臓の内部には肝動脈、門脈、胆管が束をなして走行しており、この三つ巴をグリソン鞘《しょう》と呼んでいる。グリソン鞘の分布形態によって、肝臓は区域にわけることが可能である。ヒーリー（Healey）の提唱した四つの区域（外側区域、内側区域、前区域、後区域）やクイノーの提唱した八つの区域（セグメント1―8）に分類することが一般的だが、肝臓の表面をいくら眺めても内部の区域まではわからない。

肝区域を可視化させ、肝細胞がんの存在する区域を選択的に切除する方法は肝系統的亜区域切除と呼ばれ、幕内先生の考案した術式である。すなわち、術中超音波を用いて肝内の門脈の走行を確認し、腫瘍を含む区域の門脈枝に、インジゴカルミンという藍色の色素を肝表面から超音波ガイド下に直接注射する。すると、色素の注入された門脈支配領域の肝表面が鮮やかな藍色に変化する。色素は時間がたつと洗い流されるため、その前にこの変色域を電気メスでマーキングすれば、肝細胞がんを含んだ肝区域の境界が肝臓の表面で認識できるのだ。

肝切除範囲が同定されれば、次に肝臓の離断に移る。肝臓内には動脈血や門脈血が豊富に流れており、そのままハサミを使って切離すれば大量に出血するために安全に手術をすることは不可能である。そこで、肝流入血を遮断して肝臓を離断し始め、一五分離断しては五分間の休憩をはさむことで、肝の虚血や腸管のうっ血を防ぎながら肝離断を進める(間歇的肝門遮断)。しかも、離断にはペアン鉗子《かんし》(先端の丸いハサミのような道具)を用いて少しずつ肝実質《かんじっしつ》を砕き、露出された血管をすべて糸で縛って止血しながら進む方法が使われる(Clamp crushing 法)。

幕内基準、術中超音波の導入、切除肝区域の同定、間歇的肝門遮断、Clamp crushing 法の導入により、肝細胞がんに対する肝切除の出血量は著しく減少し、術後の死亡率も低下した。

師と弟子たち

さて、一九九〇年代後半、障害肝に発生した肝細胞がんの手術を、肝臓の解剖に忠実にきわめて安全におこなうことができるのは世界中でも幕内先生だけであり、信州大学ですでに開始していた生体肝移植を東京大学でも始めようとされていた。幕内先生は、まさに時の人であった。もともと江戸っ子気質の弁舌は冴え渡り、カンファレンスはすべて、幕内先生とその他全医局員のやり取りで進行し、肝臓の手術もほぼすべて彼が執刀医であったと記憶している。カンファレンスでの発表に備えて若手の外科医は、肝細胞がんのCT画像を綿密に読影するのだが、実際のプレゼンテーションでは幕内先生の鋭い指摘にたじろがされるのが常だった。予想される切除肝容量をCT画像から計算して報告するときにも、データの矛盾点を指摘されて「阪本、やり直し！」と明るく叱咤、ご指導いただくこともたびたびあった。

手術中は幕内先生が入って来られると緊張感が急に高まり、若手外科医は決まって糸結びがしどろもどろになった。結果、血管をしっかり締めつけていなければならない糸の縛り代《しろ》に、わずかにゆるみが生ずる。それを幕内先生は見逃さない。

「しっかり縛んなくちゃダメ。もう一回！」

何とか糸結びをやり遂げるも、「遅い！　一秒間に三回結ばなくちゃダメ！」。

当時、I章の1で述べたリガシュアーのような便利な熱凝固システムはない。それゆえ、糸結びの質と速度は手術の質と速度に直結した。若手外科医は朝に夕に、空になったコーヒー缶の飲み口の引き金に、缶が動かないように糸を何本も結んで練習した。結び目をつくるときに、糸を引きすぎれば空のコーヒー缶は引きずられて動いてしまう。これは組織によけいなテンションの(緊張)をかけてしまうことを意味し、上手な糸結びとはいえない。缶が動かないように結び目にかかる力を微妙に調整しながら、かつ、結び目がゆるまないように、何度も結び目を重ねていく。

コーヒー缶がなければ、手術衣のズボンの紐《ひも》の輪を使って糸結びの練習をするものだから、決まって洗いたての術衣のズボンでも、紐に糸がすずなりに結んであったものだ。現在は熱凝固システムが発達し、腹腔鏡下手術も増加したために、若手医師の糸結びのスピードは残念ながら低下しているように思う。

糸結び以上に大切な助手の仕事は、術野《じゅつや》の確保である。術野を確保するということは、術者《じゅつしゃ》が手術操作をおこないやすいように、目的とする剥離《はくり》部分の周囲組織を展開して適切な場を確保することだ。周囲の臓器や組織を指やピンセットを用いてやさしく引っ張り、切除すべき組織に適度なテンションをかける。ゆるみきった組織は正確に切離できないし、組織のテンションが強すぎれば細い静脈がちぎれて出血する。このちょうどよいテンションを組織にかけるのは、かなり経験を積んでもむずかしいことがある。また、切離すべき組織が、出血や浸出液で見づらくなることがしばしばある。

こんな時、助手は吸引器を用いて適宜、術野を吸引するのだが、吸引ひとつをとっても、組織にやさしく、かつ迅速的確に溜った血液を吸い出すのにはコツがいる。手術の方法はもちろん、術者の意向を助手が理解していなければ、切り離したい組織の周囲を吸引してピンポイントで術者に見せることができない。

肝臓の切離面を吸引するには特に注意が必要である。系統的な肝切除中の離断面には肝静脈が露出されるが、肝静脈の壁は非常に薄い。肝静脈に対して吸引器を強く当ててしまうと、せっかく止血しかけた小さな穴から再出血したり、新たな損傷を招いたりすることもある。吸引器の使い方を見れば、肝臓外科医としての技量を推し量ることができるくらいだ。幕内先生は、しょっちゅう叫んでいた。

「吸引しろ!」

手術に見とれて手が止まっている若手外科医が思わず「すいません!」と謝ると「スイマセン(吸いません)じゃない、吸うんだ!!」と、幕内節は最高潮に達した。

フェアーな師

ただ、幕内先生は、厳しい発言をされる一方、若手外科医にも一対一で対等に接してくださり、まったく権威的ではなかった。むしろ旧来、白い巨塔として恐れられた大学病院の権威的な象徴の対極に立っておられるように感じられた。

権威や肩書きによって患者が助かるわけではない、最高の手術を施し、三六五日一日も休まずに患者を診続け、論文を書き、世界に発信して、さらに多くの患者さんを救い続けることこそ、外科医に求められる仕事であるというメッセージを全身から発しておられた。もちろん、東京大学の外科の教授としての重い責任を背負われての日常を過ごされていたと察するが、われわれが感じたのは東大教授としての権威ではなく、むしろ幕内雅敏という外科医の発するオーラそのものだった。

叱る時は理由があったし、容赦もなかったが、その後はカラッとされていた。一方、われわれ若手外科医の表情や行動をよく見ておられて、当直の報告をする際にも、きちんと患者に向き合っていたか、若干でも手を抜いていたかを、一瞬で見破る洞察力と勘の鋭さを感じざるを得なかった。

叱る一方で、誉める時はきちんと誉めてくださった。ある時、救急外来から入院した手術後の腸閉塞の患者の診察に当たった。手術後の腸閉塞は大きく二つにわけられ、腸管の血流障害を伴い手術を必要とする絞扼性《こうやくせい》の腸閉塞と血流障害を伴わない単純性腸閉塞である。私が腹部の超音波検査をおこなうと、右下腹部の腸管の蠕動《ぜんどう》はほとんど見られず、若干腹水が溜まっており、絞扼性腸閉塞を疑った。患者の状態も併せて、緊急の開腹《かいふく》手術が必要である、と判断した(現在では造影CTの所見を参考に診断可能な場合も多いが、一九九〇年代後半当時の水準はその段階ではなかった)。幕内先生は、絞扼性腸閉塞と診断して手術をするのは早急すぎると疑念ももたれていたが、実際に開腹するとやはり絞扼性腸閉塞だった。旭中央病院の外科で同様の症例を二例経験していたからこそ可能となった診断だったが、「その経験症例を呈示して、論文もレビューしなさい」と指示を受け、発表する機会を与えてくださった。そして「よく診断した」と誉めてくださった。

幕内先生が肝切除をおこなうが、切除で得られた肝細胞がんを含んだ肝臓の標本のスケッチは若手外科医の仕事であった。ジャガイモのような肝臓の標本の表面、裏面をスケッチし、写真を撮影してから、標本を切っていくつもの切片を作成し、肝腫瘍の切片のスケッチ、写真撮影、腫瘍径の測定をおこなう。今後の病理学的組織検索への導入として非常に重要な責務であるが、若手外科医にとっては、あまり面白みのない、いわゆる雑務に分類されていた。

ある時、私は標本の裏の離断面をよく観察し、離断面に口を開いたセグメント8のグリソン鞘の断端から肝臓内の走行を点線で示し、右肝静脈を剥離した肝臓の離断面の切痕《せっこん》を陰影を加えて立体的に描きこみ、カンファレンスに呈示した。

「この標本の絵は誰が描いたの?!」

幕内先生は大声で尋ねた。私です、と小声で答えると、

「うまいっ!!」

と歯切れよく誉めてくださった。雑務のはずの標本のスケッチにもきちんと評価する幕内先生

の公平さと、細部まで神経の行き届いた繊細さを感じた瞬間だった。

日本の生体肝移植の現状

肝がんに対する肝切除以外に東京大学肝胆膵外科、人工臓器・移植外科のもうひとつの大切な仕事は肝移植である。肝移植は様々な原因による末期肝硬変や肝細胞がん患者に対する治療法であり、脳死肝移植と生体肝移植に大別される。日本では一九八九年に島根医科大学(現島根大学医学部)で最初の生体肝移植がおこなわれ、その後、信州大学で幕内先生が一九九〇年に日本三例目の生体肝移植を成功させた。さらに一九九三年に、成人間生体肝移植を世界で最初に成功させていた。

日本では親子間や夫婦間など近親者間での生体肝移植が主体で、年間約四二〇件なされている。脳死肝移植が年間約四五件なので、その一〇倍近くもおこなわれている。ちなみに、米国では生体肝移植が年間約二八〇件おこなわれているのに対して脳死肝移植が約六五〇〇件で、日本とはまったく異なった比率と手術件数である。生体ドナーが臓器提供後に亡くなったり、生活の質が低下したりすることも報告されており、可能ならば脳死ドナーからの臓器提供が医学的には望ましいと考えられるが、脳死ドナーの少ない日本では末期の肝不全患者を救済するために生体ドナーに頼らざるを得ない。日本臓器移植ネットワークの発表によれば、二〇一五年において、脳死肝移植を希望した患者さんが登録後、実際に脳死肝移植を受けられる割合は一二%であり、生体肝移植を受ける割合が一七%、移植を受けられずに死亡する割合が三九%という厳しい現実がある。

日本では一九六八年の心臓移植、いわゆる和田心臓移植が脳死判定や移植患者選定において社会的に強い不信感を生んで以来、なかなか脳死下の移植が進んでこなかった。一九九七年に施行された臓器移植法の基準は厳格であり、基準を満たして脳死肝移植に至るには高いハードルがあった。その後、二〇一〇年に改正臓器移植法が成立した後は、徐々に脳死下の臓器提供件数は増加し、年間一〇〇件に近づきつつある。しかし、日本の脳死ドナー数は二〇一五年の集計では一〇〇万人あたり〇・七人で、世界で最も多いスペインは三九・七人、米国は二八・五人、お隣の韓国は一〇・二人、中国は二人であり、諸外国に比較すると、いかに脳死ドナー数が少ないかがおわかりいただけると思う。それゆえ、現在でも肝移植の八〇%以上が脳死でなく生体ドナーに頼らざるを得ない状況がつづいている。

東京大学における生体肝移植

さて、東京大学で生体肝移植が始まった当初、胆道閉鎖症の小児の移植が多かった。胆道閉鎖症は胆汁《たんじゅう》の通り道である胆管が生後まもなく完全に閉塞し、胆汁を腸管内に排泄できなくなる難病である。

胆道閉鎖症の小児に対して、まずは東北大学の故葛西森夫教授が一九五九年に発表した肝門《かんもん》空腸吻合術《くうちょうふんごうじゅつ》（肝臓の外で狭くなった胆管を切除し、代わりに空腸を胆管の開口部付近に吻合する方法。「葛西の手術」として世界的に有名）によって胆汁の流出路を確保する手術がおこなわれるが、病状が進行し、肝硬変に至る患者さんがいる。小児期は必要とする肝臓の重量が小さく、親子間で生体肝移植がおこなわれることが多い。しかし、「葛西の手術」の術後の状態では、肝臓と小腸や結腸との癒着が強固であり、手術には非常に長い時間を必要とすることもあった。月曜日に始まった肝移植手術が、木曜日に終了したことを覚えている。幕内先生はそれこそ身を削るようにして手術に挑み、われわれ若手外科医は交代で手術の助手に入り、術野の吸引をしたり、術者が手術を進めやすいように術野を展開したりした。

東京大学でおこなわれてきた生体肝移植では、健康な成人ドナーの三分の一から三分の二の肝臓を切除し、冷却した保存液で還流(肝動脈・門脈・肝静脈内の血液を洗い流すこと)後、バックテーブル(患者手術台とは別に用意したグラフト作成用テーブル)で肝静脈を形成する。肝静脈は肝離断面の複数の位置に開口しているため、隣り合った肝静脈の開口部の間隙《かんげき》を縫合して一つの口に形成する。あるいは、保存した静脈グラフトを用いて、複数の静脈の開口部を大きな一つの静脈にまとめる作業もおこなっている。同時並行で、末期肝硬変患者の肝臓をすべて摘出する。そして、腹部の空いたスペースにドナーから提供された肝臓を移植するのである。

この移植の作業とは、すなわち血管や胆管を吻合する作業であり、肝静脈、門脈、肝動脈、胆管の順番に吻合・再建する。肝移植手術は通常の肝胆膵がん手術に比べればより長い時間を要し、出血量や輸血量が多く、全身状態も不安定になりやすい。術前には末期肝硬変の黄疸《おうだん》を呈した患者であるため、出血しやすい傾向にあり、呼吸機能、腎機能や全身状態がよくない場合もある。肝臓外科医、麻酔科医、血管吻合をおこなう形成外科医、看護師や他の医療スタッフを動員した、まさに総力戦となる。

そして、術後にさらなる闘いが始まる。生体肝移植手術後の患者はＩＣＵで少なくとも一週間は集中治療を受け、全身状態の改善を待って一般病棟に搬送されるが、ＩＣＵからなかなか出られない場合もある。

肝移植後の合併症との闘い

一九九〇年代当初は術後の感染症対策や移植肝の拒絶反応に対する対策の蓄積が今ほど多くはなかったため、肝移植後は毎日朝と夕方に幕内先生に状態を報告し、通常の肝切除では発生しない多くの合併症に聞き耳をたてるように注意を払い、対策を立て、問題点を一つひとつ解決する毎日であった。術後患者に対する直接的な治療は点滴での補液、抗生物質の投与、免疫抑制剤の投与、などである。補液量が過多になれば血管内の水分過多から肺うっ血などの合併症を発生するし、逆に不足すれば、脱水による腎機能低下や多臓器機能低下を招くことになる。だから、移植担当の当番医は、朝に夕に尿中の電解質濃度を測定し、総輸液の電解質の総和とのバランスを計算してエクセルシートにまとめて報告をした。

免疫抑制剤であるタクロリムスの濃度も、細かく調整した。タクロリムスやシクロスポリンという免疫抑制剤が開発されたことが、臓器移植の成績を飛躍的に向上させた大きな要因である。たとえ親子間であっても臓器を移植して何の対策も立てなければ、移植された臓器はたちまち拒絶反応を受けて壊死《えし》に陥ってしまう。この拒絶反応を抑えるためには免疫抑制剤やステロイド剤の投与が有効であるが、その投与量が過多となれば、感染症にかかりやすくなったり、その他の合併症が発生したりする。

たとえば、タクロリムスの血中濃度が高値になると、脳内に蓄積されて痙攣《けいれん》などの神経障害を引き起こしたり、腎機能障害を引き起こしたりする。一方、免疫抑制剤の血中濃度が低すぎれば、拒絶反応が起こり、肝機能が著しく低下し、最終的に肝臓が機能しなくなって再移植をしなければ助からないことになる。だから、免疫抑制剤の血中濃度は厳しく管理されていた。

そして免疫抑制状態にある移植患者では、腸内細菌による胆管炎などの一般的な細菌感染症のほかにも、真菌症やウイルス性感染症が発生しやすい。したがって、術後の時期にもよるが、培養検査を含む血液検査をおこなって早期に感染症を発見し、治療を開始する必要がある。

当時に比べれば、私が二〇一五—二〇一八年に再び東京大学人工臓器・移植外科の准教授としてかかわった現在の肝移植医療は、術前術後管理に関する新たな知見が集積され、非常に合理的になった。生体肝移植では、受診から実際に移植に至る患者数は二割前後であり、様々な理由で現実には移植に至らないことも多い。術前検査やドナーの適合性の検査には、移植コーディネーターの協力も得られるようになった。

二〇年前の黎明期と比較すると手術や術後管理も合理化され、術後に発生する拒絶反応や感染症などの合併症に対する対策方法も格段に増えている。術後の合併症に対して外科医のみで対応することも多かったが、現在は外科のみならず、内視鏡治療をおこなう消化器内科やカテーテル治療をおこなう放射線科の協力も治療成績の向上に大きく貢献している。術前術後管理の合理化に伴い、肝移植に携わる外科医の仕事量は、以前に比べれば軽減された。実は肝移植治療を積極的におこなう外科医はなかなか増加しないことが現場での悩みどころであるが、より多くの外科医が肝移植治療に興味を持って取り組むことのできる環境が整ってきている。

末期肝硬変のために黄疸を呈して、元気のなかった患者さんが、新しい肝臓を移植されて再び生気を取り戻し、その後長期にわたって日常生活を送ることができるため、移植医療は臓器不全患者にとって起死回生の治療方法と位置づけてよい。臓器不足や生体ドナーからの臓器提供にかかわる問題など、様々な課題はあるが、日本でも移植医療が広く定着し、肝移植治療に関心をもつ外科医が増加し、肝移植医療全体がより良い形に進んで多くの臓器不全の患者さんが助かることのできる社会となることを心より願っている。

注2　新鮮凍結血漿内の総タンパク濃度は二〇〇㎖の全血採血由来ならば六・三g/dl、四〇〇㎖の全血採血由来なら六・〇g/dl、成分採血由来なら五・六g/dl(日本赤十字社：*Blood Information.* No. 1, 1987より)。

注3　手術後の患者の水分のインアウト(出納)を細かく管理調整するように幕内先生はわれわれに指導された。具体的には、インに相当する点滴、FFP、抗生物質投与に用いる小さなボトルの生理食塩水、アルブミン製剤、クロールを多く含むアミノ酸製剤などに含まれる水分量や電解質(ナトリウム、カリウム、クロール)量と、アウトに相当する尿量や腹水量および尿中や腹水中の電解質濃度を測定し、そのインとアウトのバランスを確認、表計算シートにまとめてグラフ化・可視化することが、若手医師に求められた。特に、一九九六年に開始された生体肝移植においては、毎晩交代で肝移植患者のための当直をし、毎朝と毎夕のカンファレンスまでに、そのインアウト表をそろえて発表することが求められた。土日や休日関係なく幕内先生は登院され、カンファレンスは毎朝おこなわれた。

Ⅳ　肝胆膵がんへの挑戦

この章では、術前の肝臓の機能の評価や、肝臓の切除後に残る肝臓の機能の維持に留意した肝切除法の変遷と膵がんの補助療法開発の歴史について紹介したい。それは先輩外科医による、がんとの格闘の歴史でもある。

1　肝機能に基づいた肝区域切除

肝臓手術の開発と教育

私が肝胆膵がんの患者さんの外科治療を続けられるのは、一言でいうなら、すべて「教育」の賜物である。医学部を卒業後、東京大学医学部第二外科（現肝胆膵外科、人工臓器・移植外科）、国保旭中央病院外科、癌研究会附属病院消化器外科（現がん研有明病院肝胆膵外科）、国立がん研究センター中央病院肝胆膵外科での二五年以上のきわめて貴重な臨床経験をさせていただいたが、振り返ってみれば、これはこれらの病院で外科の教育を受けた、ともとらえることができる。外科治療法の開発は先輩外科医の努力の積み重ねと患者さんの協力のうえに成り立っている。私はこの二五年の間に外科治療法が少しずつ変遷してきた様子を目の当たりにしてきたし、また、自らも微力ながらその開発に貢献してきた。

ただし、肝臓の手術法に焦点を絞れば、黎明期の肝臓外科に光を与え、肝移植を含めた世界の肝臓手術に革命をもたらした外科医はⅢ章で紹介した幕内雅敏先生であり、先の関連病院に在籍する外科医は、幕内門下生と呼ばせていただいても差し支えないと考えている。幕内先生は、外科医は手術で患者を救うために存在し、それ以上でもそれ以下でもない、という哲学を根底にお持ちのように思う。そして夜を昼にして勉強し、論文を書きなさい、また、安易に名声を求めるのは卑しい行為だ、とわれわれに諭された。以下、Ⅲ章の記載と若干重複するが、安全な肝切除をおこなうための方法について詳述する。

危険だった肝臓手術

一九七〇年代の肝臓がんの手術後一カ月以内の死亡率は一五・七%、在院死亡率（手術後に退院できずに死亡する割合）は二〇%を超えていた。手術を受けた患者の五人に一人は家に帰れないことになる。幕内先生が国立がんセンター外科（現国立がん研究センター中央病院肝胆膵外科）に赴任したのは一九七九年六月、その後一九八九年一〇月に信州大学医学部第一外科の教授に就任するまでの一〇年間に、現在幕内門下生が用いている肝切除の基本手技をほぼすべて確立した。そして、肝細胞がんに対する肝切除一〇五六例の連続での在院死亡ゼロ[1]という結果に象徴されるように、肝切除の安全性を築いた。

ＩＣＧを用いた肝切除基準

幕内外科の肝切除が安全なのは、第一に「肝切除範囲を肝機能に応じて限定したこと」にある。

一九八〇年当時、肝細胞がんの八〇%近くが慢性C型肝炎や肝硬変のある患者に発生し、肝機能が低下している患者が多かった。肝硬変患者の肝細胞がんを切除する際に、例えば右肝切《みぎかんせつ》除《じょ》といって約三分の二の肝臓を切除すれば、患者は肝不全を発症して死亡する。Child-Pugh《チャイルドーピュー》分類という一般的な肝予備能分類で最も肝機能が良好とされるAのグループにおいても、肝切除を施行する際にはより綿密な肝機能の評価が必要だった。

そこで幕内先生はインドシアニングリーン（ＩＣＧ）溶液を用いた肝機能検査による肝切除限界の基準を提唱し、[2] この基準は幕内基準として日本はもちろん、世界で利用されている。ＩＣＧ検査の原理はすでにⅢ章で説明した通りであるが、ＩＣＧ検査の結果の良好な患者では、比較的大量の肝臓を切除することが可能であり、一方、不良な患者では、肝臓の切除範囲はかなり制限される。

間歇的肝門遮断

肝切除の成否は、出血量の多寡にも大きく左右された。出血量の低減にPringle法と呼ばれる肝臓に流入する血液の一時的遮断が有用である。このPringle法を一五分の遮断、五分間の解放のサイクルで繰り返す間歇的肝門遮断《かんけつてきかんもんしゃだん》として実践したのも幕内先生で、世界的に利用されている。[3] 肝臓に流入する血流を一時的に鉗子《かんし》で遮断し、その間に肝臓を離断《りだん》して、休憩をはさみながら肝切除が終了するまでこの操作を繰り返すのである。

Pringle法は、非常に繊細な扱いの要求される生体肝移植のドナーの肝臓の採取にも安全に応用可能であり、エネルギーデバイスを駆使し、出血が少ないとされる腹腔鏡下肝切除でも利用している施設は多い。Pringle法の遮断時間は一五分が原則だが、正常な肝臓では三〇分に延長するのが可能なことを、私が国立がんセンター中央病院在籍時代に江崎稔先生(現科長)や佐野力《つよし》先生(現愛知医科大学教授)らと協力してランダム化比較試験で示すことができた。[4] また、Pringle法は間歇的に用いるなら総計五時間以上となっても安全であることを報告した。[5]

術中超音波の活用

肝臓はレバーのようなのっぺりとした肝実質《かんじっしつ》と、肝動脈、門脈《もんみゃく》や胆管を内包したグリソン鞘《しょう》と呼ばれる樹枝状の脈管、そして無数の肝静脈で大まかには構成されている。グリソン鞘はまさに樹の枝のように肝内に万遍なく張り巡らされている。

グリソン鞘の枝ぶりから見た肝臓の区域は前に述べたようにフランスのクイノーによって分類され、番地がふられている。すなわち、患者側から見て左がセグメント(S 区域)2、3、4、右がS5、6、7、8、そして下大静脈前の最深部がS1である(Ⅱ章図5参照)。これらの区域は肝表面から観察しても同定できないが、術中超音波を使って同定することができるようになったことが肝臓外科の技術的進歩の最大の飛躍であったといえる。術中超音波で肝内を観察すると、クイノーの各区域に分布する門脈の枝や、区域の間を走行する肝静脈、そして肝臓がんが、きれいにリアルタイムに描出される。外科医の頭の中に、肝臓の解剖がきちんと理解されていれば、肝臓のどの区域を切除すればがんが過不足なく切除できるかが、おのずとわかる。

　各区域に分布する門脈枝に色素を注入すると、肝表面に区域の境界がはっきりと染色されて描出される。この染色域を参考にして担がん領域(がんの存在している肝臓の領域)を切除する方法を肝臓の系統的亜区域切除《けいとうてきあくいきせつじょ》(6)と呼ぶことは、すでに述べた。

　ただ、超音波端子を肝表面に押し当てる角度が少しでも変われば、モニター画面に描出される肝内の様子も大きく変わり、現在描出している脈管が肝区域S1―8のどの枝のさらなる分枝なのか、肝静脈や腫瘍との位置関係からどのように肝切除計画を立てるべきなのか、を決定するには、経験と十分な解剖の知識が必要である。S1―8のような区域を小範囲で切除するために、術中超音波で観察しながら、各区域の門脈内にインジゴカルミン溶液という色素を注入するのだが、慣れなければ(慣れていても)、これがなかなかむずかしい。超音波探触子の描出面と針の角度が少しでもずれると、針先の位置がわからなくなるからだ。

色素が目的とする区域の門脈内に注入されると、肝臓の表面に濃紫色の区域が描出され、色素が血流で洗い流される前に、電気メスを用いて区域の境界にマーキングをする。この区域を目安に最終的な肝切除線を決定し、肝細胞がんを含めた肝区域を切除する。区域の境界面を横断する脈管は少ないため、当然、処理する血管の本数が少ない。したがって、きちんと区域切除や亜区域切除をおこなえば、手術時間も短縮され、出血量も少ないことになる。

肝臓の最深部の切除

これらS1—8の肝区域の中で、最も深いところに位置し、切除がむずかしいとされるのがS1の尾状葉《びじょうよう》と呼ばれる領域である。尾状葉の詳細な解剖は、日本の外科医でもあり解剖学者でもある二名の医師、公文正光先生と小暮公孝先生が明らかにしたことは前に述べた。公文先生の原著論文は日本語であったため、東京大学肝胆膵外科、人工臓器・移植外科前教授の國土《こくど》典宏《のりひろ》先生(現国立国際医療研究センター理事長)の提案で、私が中心となって英訳作業をおこなった(7)。

この尾状葉の単独切除に世界で最初に成功したのが、幕内先生の国立がんセンター外科時代からの愛弟子である高山忠利先生(日本大学医学部附属病院教授・医学部長)だ。[8] 高山先生は、肝機能に余裕がないために、肝臓を大きく切除できない肝細胞がんの症例に対して、尾状葉のみを、その背側《はいそく》から切除し、右肝静脈や中肝静脈を天井となる離断面に温存する手術を成功させた。この術式《じゅつしき》は、尾状葉すなわち、肝臓の頭側《とうそく》かつ背側の領域のみを切除するため、高位《こうい》背方《はいほう》切除と命名された。

尾状葉の切除術式については、国立がんセンター肝胆膵外科で小菅智男《こすげともお》先生や山本順司先生らが様々な方法を示した。[9、10] 尾状葉原発の肝細胞がんは、尾状葉内の位置によって出血量や切除断端距離(切除した切り口から腫瘍までの距離)が異なり、下大静脈部に位置するものが最も切除が困難であることを私が発表し、[11] 高山先生は日本大学で切除を施行した二〇一例の尾状葉原発肝細胞がんについて、治療のアルゴリズムを作成、最適な切除戦略を示した。[12]

2 肝門部領域胆管がんの切除と門脈塞栓術

肝門部領域胆管がんの手術とは

さて、胆道がんのひとつ、肝門部領域胆管《かんもんぶりょういきたんかん》がんの手術は大量の肝切除と胆管、門脈、肝動脈などの脈管の切除や再建を伴うため、難易度が高い。そのため手術は、専門施設でおこなうのが望ましい。肝門部領域胆管がんの手術後の死亡率は一九八〇年代初頭では一〇—二〇％であり、現在でも日本肝胆膵外科学会の調査によれば五％程度と高率である。

術後に死亡する主な要因は、術後肝不全である。肝不全に陥る理由は大きく三つあり、①胆管がんにより閉塞性黄疸《おうだん》に陥った肝臓の機能低下、②大量に肝臓を切除した後の残肝容量の不足、③肝切離に伴う胆汁漏《たんじゅうろう》や膵周囲リンパ節の郭清《かくせい》に伴う膵液漏《すいえきろう》などに起因する感染、である。

しかし、肝門部領域に発生した胆管がんの切除では、右肝動脈が総肝管のすぐ背側を横走しており、また、左右の肝管の長さを比較すると、左肝管が右肝管よりも長いため、胆管を含めて右側の肝臓を切除し、左側の肝臓を温存したほうが、がんの根治性は高くなる。さらに、尾状葉という肝臓の最深部も合併切除することで根治性が向上することを、元名古屋大学教授で肝門部領域胆管がんの治療で世界的に有名な二村雄次先生が最初に提唱された。

術前門脈塞栓術

このため、肝門部領域胆管がんの外科治療では、一般に右肝切除（右側の肝臓の切除）と肝外胆管（Ⅱ章図6参照）切除、リンパ節郭清が選択されるが、問題なのは右肝の容量が全肝容量の三分の二を占めていることである。もともと黄疸を患った肝臓の三分の二を切除し、三分の一だけ残すと手術後の肝不全を併発しやすく、一九八〇年代でも多くの患者さんが亡くなっていた。大量の肝切除をいかに安全におこなうかという課題に対して、ブレークスルーを発見したのも、先述の幕内先生である。それが、術前門脈塞栓術《もんみゃくそくせんじゅつ》（portal vein embolization　PVE）の導入だった。

門脈は腸管や膵臓から流出した静脈血であり、肝門を介して肝内に区域ごとに枝わかれして流入する。京都大学教授の本庄一夫先生は肝臓の右側の門脈の枝を縛ると、右側の肝臓が萎縮し、同時に対側の左側の肝臓の容積が増大することに気づき、このいわば肝臓の代償的な再生の原理を一九六〇年代から肝腫瘍の治療に応用していた。しかも、門脈の結紮《けっさつ》は患者の全身状態に大きな影響を及ぼさないことを明らかにしていた。この原理を応用し、術前に切除予定の肝臓の門脈の枝を塞栓し、残存する予定の肝臓の再生肥大を促進し、その後に肝臓を切除することで肝不全のリスクが下がる。この術前処置がPVEである。幕内先生は一九八二年の六月、世界で最初にこのPVEを施行した(13、14)。

PVEは一九九〇年代には全身麻酔下に開腹《かいふく》しておこなわれることも多かったが、二〇〇〇年代には経皮《けいひ》経肝的《けいかんてき》にアプローチする機会(percutaneous transhepatic portal vein embolization PTPE)が増加した。つまり、超音波で肝内の門脈の枝を観察し、皮膚に局所麻酔を加え、皮膚から肝臓、さらには門脈に穿刺針を留置し、そこから塞栓物質を注入する方法である。

肝切除後に温存する側の肝臓からの経皮的塞栓よりも、切除する予定の肝臓からの経皮的塞栓を優先するべきだと述べたのが前名古屋大学教授の梛野正人先生らであり、現在でもこの切除側からのPTPEが標準的な塞栓法になっている。この理由は、穿刺ルートの門脈枝は、PVEの最後の段階で止血のためにしっかりと塞栓しておく必要があり、将来的に温存したい肝臓から穿刺してしまうと、その分だけ温存できる肝臓の容量を失う可能性があるからである。

塞栓領域も、肝右三区域切除（肝内側区域、前区域、後区域の切除）や左三区域切除（肝外側区域、内側区域、前区域の切除）などに適応拡大されていった。

PVEを併用した成績

PVEを併用することで肝門部領域胆管がん手術の安全性は著しく向上した。川崎誠治先生（前順天堂大学肝胆膵外科教授）が、信州大学第一外科教授時代に六九症例において術後肝不全は一例も経験しなかったことを報告し、また、東京大学においては、五八症例の肝門部領域胆管がんの切除において、在院死亡率はなく、五年生存率は四〇％であったことを脊山泰治先生（現東京都立駒込病院外科医長）が報告した。

これらの報告の前後に、国立がん研究センター中央病院肝胆膵外科からも、前出の小菅先生や佐野先生が同様の結果を報告した(15、16)。これらの成果は、米国の *Annals of Surgery* という雑誌に掲載された。この英文誌は外科領域で最も権威があり、科学雑誌の重要度を表すインパクトファクターは常に外科雑誌のトップ（二〇一九年では七・九八）である。二〇〇〇年前後の当時、この肝門部領域胆管がんの切除を安全にかつ根治的におこなうことは世界的に困難で、それほど、日本の外科医の技術と成績が突出していたことを示している。

また、PVEは肝門部領域胆管がんに限らず、大腸がんの多発性肝転移や障害肝に発生する肝細胞がんなど、肝切除後の肝不全が危惧される様々な病態に応用された。スポンゼルという重量の三〇倍以上の水を吸収できる多孔性のゼラチンスポンジを用いて塞栓された肝実質には壊死《えし》は見られず、アポトーシスという特殊な細胞死の状態に陥っていることを当時信州大学で研究していた今村宏先生(現順天堂大学肝胆膵外科准教授)らが明らかにしている。肝機能の正常な患者さんでは、肝臓の切除方法から予想される残肝容量が全肝容量の四〇%未満の場合にPVEをおこなうのが良いとする基準があるが、この基準の根拠となるデータは獨協医科大学第二外科教授の窪田敬一先生が報告した[17]。

3　両葉多発肝転移に対する二期的肝切除とALPPS

大腸がんの肝転移に対するあきらめない肝切除

大腸がんは食生活の欧米化とともに増加の一途をたどり、日本におけるがん部位別死亡数では胃がんを抜き、肺がんに次いで第二位(二〇一八年)である。

大腸がんの二〇―二五％程度は肝転移を伴い、肝転移のみを伴った大腸がんはステージⅣaとされる。しかし、大腸がんの肝転移の治療では安全に切除することが可能ならば肝切除が標準的な治療であり、その転移個数や大きさにかかわらず積極的な肝切除が薦められる。化学療法の発達により、肝切除と化学療法を組み合わせて治療を進めることが一般的ではあるが、肝転移巣切除の手術前に化学療法をおこなうことが、生存率を向上させるというエビデンスは得られておらず、分子標的薬の一つの抗ＥＧＦＲ抗体であるセツキシマブを用いた臨床試験では再発率がむしろ増加することが報告された。

肝転移切除後の再発率は五〇―七〇％と高率であることから、再発を予防するための術後の補助化学療法の確立を目的に様々な化学療法がおこなわれた。しかし、多くの試験では再発率を減少させることはできなかった。この中で、現東京大学教授の長谷川潔先生、前教授の國土典宏先生らが主導して進めたランダム化比較試験の結果、ＵＦＴとロイコボリンによる補助療法によって再発率が低下することが明らかになった(18)。

大腸がんの化学療法の進化は目覚ましく、最近では分子標的薬治療を含めた三剤併用療法や免疫チェックポイント阻害剤を含めた治療がガイドラインに示されている。そのような中、肝転移に対しては依然として肝切除の意義は重要である。腫瘍の数が増加するにつれて切除後の成績は低下するが、八個以上でも積極的に切除することの意義を斎浦明夫先生(現順天堂大学医学部肝胆膵外科教授)らが示した。[19]

東京大学では Time to surgical failure が生命予後を決定づけるうえで重要であることを示した。[20] Surgical failure までの期間、すなわち、肝切除をあきらめないで治療を続けている期間が、再発するまでの期間(無再発生存期間)よりも生存期間を決定づけているということであり、言いかえれば、大腸がんの肝転移の患者さんが術後に長く生きられるようにするためには、繰り返す肝転移の切除を簡単にあきらめてはいけないということである。

転移数が少ない場合、例えば一個であれば、切除後の予後も良好である。しかし、腫瘍数が増えて五個以上となると、欧米では切除不能とする向きもあったが、幕内先生と門下生は一〇個や二〇個の肝転移でも積極的に切除してきた。大腸がんではないが、膵臓の神経内分泌腫瘍が肝臓に九九個も転移した患者さんに対して、夜中までかけてすべての転移巣を切除する様子が、NHKの「プロフェッショナル　仕事の流儀」(二〇〇七年七月三日放映)という番組で放映されたので、ご存じの方もいるかもしれない。

ただし、肝転移腫瘍数が多くなればなるほど、その後の再発率も高く、また、すべての腫瘍を切除するには超音波を用いた丹念な切除が必要となり、高い技術力が求められる。多くの腫瘍を根気よく切除する、そしてさらに再発しても何度も切除に向かうことが基本方針である。

近年は有用な新規の化学療法が開発されたので、術前化学療法によって腫瘍径を小さくしたり、一部腫瘍を消失させたりすることで、より根治的な治療をめざしやすくなってきている。しかし、最終的には、外科手術で腫瘍を切除することが重要なことに変わりはない。

部分切除が良い理由

転移性肝がんに対する肝切除では、肝臓の部分切除を基本とする。部分切除とは、術中超音波で腫瘍の位置を確認し、腫瘍を離断面に露出させないよう、腫瘍周囲に肝実質を少し残した形で肝臓の部分切除をおこなう方法である。腫瘍の一部が肝臓の離断面に露出した場合は、露出していない場合に比べて術後の再発率が高かったという報告があり、部分切除であっても腫瘍の完全切除をめざさなければならない。

一方、腫瘍を含む区域の区域切除や半肝切除などの系統的な切除をおこなう必要性はないとされている。これらの系統的な切除では部分切除に比べて、切除されるグリソン鞘の数が多く、残る肝臓の容量が少なくなるからである。それよりは、腫瘍を含まない肝臓の容量をしっかり温存し、再発を認めた場合のそなえをしておくことが重要である。これは、大腸がん肝転移においては、肝切除後の再発率が七〇%近く見込まれており、再び肝切除を必要とする場合が少なくないからである。残す肝臓のどこに腫瘍が再発するか不明である以上、極力肝臓を温存した切除が望ましい。

肝転移に対するPVEの併用と限界

それでも、左右両方の肝臓にいくつもの肝転移が発生している状況(両葉多発肝転移と呼ぶ)では、現実的には区域切除や半肝切除によって大きく肝臓を切除することも時には必要であるため、残肝の容量が不足しやすい。その解決法にPVEが有用であることは先に述べた。肝機能が正常の患者さんで、残肝容量が全肝比率で四〇%を保つようにすれば、術後に肝不全で患者さんが亡くなる可能性は非常に低い。

一方、予定残肝容量が三〇％を切るような場合に、ＰＶＥをおこなっても残肝容量は四〇％を超えるまで再生肥大するのに長時間を要し、その後の肝切除が安全とは限らない。ＰＶＥ後の肝再生までの待機期間は三週間から八週間程度と報告されるが、待機期間が長ければ、腫瘍そのものが発育するため、時間的制約もある。一般に、ＰＶＥ後に肝切除に至る割合は八〇％であり、残りの二〇％の患者さんは切除に至らず、化学療法などを適応することになる。[21]

フランスの二期的肝切除

肝切除発祥の国のひとつであるフランスでは、両葉多発肝転移に対して日本のように術中超音波で複数の腫瘍を一度の手術で時間をかけて切除する一期的切除より、二度にわけて切除する二期的切除のほうが合理的だと考えられている。つまり最初の手術で左側の腫瘍を切除し、ＰＶＥを追加したり、術後に化学療法を導入したりしながら、時間を稼ぎ、残る右側の腫瘍を切除する戦略である。

この二期的な肝切除により、きれいにがんが切除されることもあるが、化学療法が奏功せずに病状が進行し、切除の機会を失う場合もある。フランスとイタリアでの多施設共同試験の結果では三〇％の患者さんにおいて二期目の肝切除に至らなかった。また、腫瘍が表面から深い位置にある場合はラジオ波焼灼《しょうしゃく》術《じゅつ》を併用している症例も多く、不完全な治療に終わっている場合もある。このように多種多様な可能性を容認しながら、二期的な肝切除が、いわば無難な治療として展開されている。

私は二〇一二年に他の外科医や腫瘍内科医と、パリにあるポールブルース病院肝胆センターのアダム（Adam）教授のもとを訪れ、彼らの肝切除も見学した。

フランスではすべての悪性腫瘍（がん）は腫瘍内科医や放射線科医、外科医を含めたチームで診断することが法律で義務づけられており、multidisciplinary team（複数の診療科で構成されたチーム）による診療が重要視されている。実際のカンファレンスの場面では、アダム教授が決定権を持つことも多かったが、それでもがんの診断や治療法決定までのプロセスが複数の診療科に公開されていることは先進的であった。

日本でもキャンサーボードというがん治療方針決定のための複数の診療科による会議が導入され、腫瘍内科医と外科医が一堂に会してディスカッションをする機会も増えている。バランスのとれた医療が確保されるイメージもあるが、その質の向上のためには、肝臓外科医が肝切除の適応を判断することが重要であることも指摘されている。

新しい二期的肝切除ＡＬＰＰＳの功罪

さて、二〇一三年の五月、私は単独でベオグラードにいた。セルビア共和国は旧ユーゴスラビアであり、人口は七〇〇万人で、地中海のやや東の内陸に位置し、ハンガリーやルーマニア、ブルガリアと接している。

ここを訪れたのは、戦争の爪あとのある首都ベオグラードで開催されていた第一〇回のEuropean-African Hepato-Pancreato-Biliary Association (E-AHPBA　欧州阿州肝胆膵協会)会議に参加するためであり、日本のＰＶＥの安全性と有効性について講演をおこなった。E-AHPBAはスイスのチューリッヒ大学病院のクラヴィアン(Clavien)教授が当時会長をつとめていたIHPBA(国際肝胆膵協会)の関連組織である。そして、二〇一三年当時、ヨーロッパでは新しい二期的肝切除術式の話題が沸騰していた。

その新しい二期的肝切除術式は、ＡＬＰＰＳ《アルプス》と呼ばれていた。[22] Associating Liver Partition and Portal ligation for Staged hepatectomy の大文字部分を取った語呂合わせでクラヴィアン教授が命名した。もともとは、偶然にドイツでおこなわれた手術である。二〇〇七年、肝門部領域胆管がんに対する肝右三区域切除をおこなっている際に、胆管の切離、門脈の切離、肝臓の完全な離断まで進めたところで、予定残肝容量が少ないことに気づいた術者《じゅつしゃ》が手術を中断したことが始まりであると記載されている。その後、急速に予定残肝の再生がうながされ、約一週間後に無事に二度目の肝切除を終えることができたとするものである。

このようにALPPS手術を適応すると一期目の術後に予定残肝量は全肝比率で二〇%、元の予定残肝容量比では八〇%近く再生肥大し、しかもわずか一週間の間に再生が進む。これは門脈塞栓術という日本発の方法に長年従わざるを得なかった欧州の外科医にとっても、今までの常識を塗り替えるビッグニュースだったのではないだろうか。そう思わせるほど、日本の肝臓外科のレベルは高く、門脈塞栓術は巧妙な方法だった。

予定残肝が速く再生肥大すれば、それだけ二期目の肝切除での切除率が向上する。今まで残肝容量が少ないために切除ができないとされていた患者にとっては、福音のはずである。しかし、急速に肝容積が増大しても、実は機能的には不十分で、一期目の手術の術後合併症も多いために、このALPPS手術では多くの在院死亡者が発生した。欧州の報告では在院死亡率は一二・五％と高率であり、その後の二〇二例の多施設によるＡＬＰＰＳ手術の検討で、転移性肝がん症例で八％、肝門部領域胆管がんで二七％、胆のうがんでは三三％という高い死亡率が報告された。

ＡＬＰＰＳ変法手術の考案

そんな中、私は当時教授をされていた國土典宏先生とともに、二〇一五年にドイツのハンブルグで開催された第一回ＡＬＰＰＳコンセンサスミーティングに参加し、日本の門脈塞栓術の安全性と良好な手術成績について発表をするとともに、ＡＬＰＰＳのデータを解析し、胆道がんや肝細胞がん手術ではＡＬＰＰＳ手術は慎重な適応が必要だと主張した。急速な変化はヒトの体にとっても大きな負担となり、また、肝細胞の再生も未熟で、肝切除に耐えうる十分な状態ではないということがデータの解析結果から読みとれた。

しかし、ドイツからの帰りの機内で、私はぐるぐると考えていた。なぜ肝離断を先行させると肝再生が促進されるのか？　肝離断を加える代わりに、ラジオ波で肝切離を予定する面を焼くことで同等の肝再生が得られるのではないか？　部分的な肝臓の離断でも肝臓の再生は促進されるといわれているが、それなら安全に施行できるのではないか？

実はこのミーティングに参加する前に、國土先生と私は、partial ALPPSと言われる部分的な肝臓の離断に門脈の結紮を加える手術をおこなっていた。しかし、門脈を結紮したために二期目の手術時には肝門部の癒着の程度が非常に強く、右肝管の切離が容易にはできなかった。結果的に胆汁漏の合併を経験していたのである。それならば、門脈結紮の代わりに、カテーテルによる門脈塞栓術を組み合わせて、肝門部で門脈には手を加えなければ二期目の手術の時の肝門部周囲の強い癒着が回避され、肝切除が安全におこなえるのではないか？

ドイツからの帰国後、國土先生に相談し、ＡＬＰＰＳの変法術式を組み立て、病院内の倫理委員会の承認を得たうえで臨床応用した。といっても、旧来のＰＶＥに肝離断を少し加えるだけなので、安全性が高いことは確実であった。

問題は一期目の手術後の予定残肝の再生割合だが、門脈塞栓術単独の場合よりも二倍程度に良好(二週間で一五％、門脈塞栓術なら八％)であった。この方法は肝門部領域胆管がんにも安全に適応され、われわれはPartial TIPE ALPPSと命名して英文誌に報告をした[23、24]。現在も必要に応じて、このPartial TIPE ALPPSを用いて肝切除をおこなっている。

どんなに新しくて有効な方法でも、患者さんを危険にさらすような方法は認められないし、自然淘汰される。われわれは安全で確実な方法を模索する中で、このPartial TIPE ALPPSにたどり着いたが、ＡＬＰＰＳ手術に関しては肝再生促進の原理を含めて不明な点も多く、慎重な適応拡大や臨床・基礎研究の継続が必要である。

4　膵がん補助療法開発の歴史

ゲムシタビンの登場

Ⅱ章で述べたように膵がんの治療は次第に体系化され、二〇二〇年以降は日本では術前術後の補助化学療法を根治的な外科切除に追加することが標準治療と考えられる時代になっている。しかし、ここに至るまでには膵がんに対する集学的治療を進めようとする世界の研究者の努力の積み重ねがあり、また、近年では日本の研究者による臨床試験の結果が標準治療確立のために重要な契機となった。

一九九〇年代、膵がんに対する化学療法に臨床試験で証明された有効性は乏しく、外科切除の適応がない場合は、フッ化ピリミジン製剤の5‐FUを用いた化学療法をおこなうよりほかはなかった。造影CTの精度は低いうえに、現在のように電子画面上で連続的に腫瘍と周辺臓器や脈管の関係を描出できるわけではない。大きなフィルムにCT画像を焼いてシャーカッセン(前出Ⅲ章の2)に掲げ、CT画像を一枚一枚、隣接する画像と比較・確認する時代であった。

膵がんの切除率は二〇%に満たず、切除後にも早期に再発を認め、五年生存率も多くの施設で一〇%前後であった。

北米でおこなわれた切除不能な進行膵がんに対するランダム化比較試験において、従来使用されてきた5‐FUに比べて、ゲムシタビンという新たな製剤が症状緩和効果ならびに生存期間の延長に優れていたことが一九九七年に示された。このゲムシタビンが二〇〇〇年以降は膵がんに対する標準治療薬となり、二〇〇一年に日本でも保険適応となった。

拡大郭清手術の時代

膵がんは、なぜなかなか治らないのか。

一九九〇年代から二〇〇〇年代までは、外科医が手術の術式を工夫することで治療成績を高めようとしていた。膵がんは手術時にすでに七〇%の割合でリンパ節に転移しており、また、動脈周囲の神経叢《しんけいそう》に親和性が高く、神経叢にそった浸潤《しんじゅん》が見られることがすでに知られていた。そこで、手術時に、周囲リンパ節や動脈周囲の神経叢を徹底的に切除する拡大郭清と呼ばれる手術が日本の外科医によって積極的におこなわれていた。

特に、傍大動脈《ぼうだいどうみゃく》リンパ節郭清といって、膵臓の背面の大動脈や下大静脈の周囲のリンパ節をきれいに摘出することが、膵がんの根治をめざす先進的な外科医の姿勢であると信じられていた。

一方、拡大郭清をおこなうと手術時間や出血量が増し、術後の患者さんの回復に時間がかかる。特に問題なのは、上腸間膜動脈《じょうちょうかんまくどうみゃく》という膵臓に最も近接する動脈の周囲の神経叢を摘出すればするほど、術後の下痢が強くなる点である。

現在でも、腫瘍が同神経叢に浸潤ないし近接している場合は、神経叢の郭清が必要であるが、神経叢を広範に郭清すると、患者さんは時には毎日一〇回以上の下痢に悩まされ、脱水状態に陥ることがある。下痢は麻薬系の止痢剤《しりざい》などを用いてコントロールして、術後一年も経過すれば次第に軽快することが多いものの、下痢が続くことは体力の低下や免疫力の低下を招くため好ましくない。すなわち、神経叢の郭清はがん細胞の摘出にはある程度必要な反面、患者さんの体力や免疫力を低下させる下痢を誘発するという欠点もあわせ持っているのだ。

拡大郭清から手術後の補助療法へ

そこで、この拡大郭清と膵頭部《すいとうぶ》周囲のリンパ節を摘出する標準郭清を比較するランダム化比較試験が日本、イタリア、米国、韓国で施行され、一九九八年から二〇一四年にかけて相次いでその結果が発表された。どの試験においても、拡大郭清群でより多くのリンパ節が郭清されていたものの、術後の生存率を改善させることはできなかった。

日本でおこなわれた試験の結果では、統計学的な有意差は認めないものの拡大郭清群の生存曲線が標準郭清群を下回っており、拡大郭清に伴う重度の下痢などの合併症による影響が推測された。これらの臨床試験の結果から、拡大郭清の臨床的意義は否定され、時代は術後の補助療法の併用による集学的治療の確立に舵《かじ》を切った。

がんに対する根治的な治療に続いて、再発を予防する目的でおこなわれる治療を「補助療法」と呼ぶ。膵がんに対する外科切除の術後に、補助療法をおこなって再発を抑制しようとする試みは一九八〇年代に米国で始まっていた。術後に化学放射線療法(抗がん剤治療と放射線治療の併用)を導入する試みである。この結果5-FUという抗がん剤と放射線治療をおこなうと、生存期間が統計学的にみて延長したため、米国では化学放射線療法による補助療法が必要と考えられた。ただし、この臨床試験はわずか四三例の治療例によるランダム化比較試験であり、統計学的な差を確認するための十分な症例数が登録された試験とは考えにくい。

これに対して欧州で進められ、二〇〇四年にその結果が発表された大規模なESPAC-1試験[25]では、二八九例の膵がんの切除を受けた患者が、①手術単独群、②手術+化学放射線療法群、③手術+化学療法群、④手術+化学放射線療法+化学療法群、の四群に振りわけられた。そのうえで、全化学療法群(③+④)の成績が、全化学放射線療法群(②+④)に比較して良好であることが示され、化学療法は有効だが、化学放射線療法はむしろ弊害があると考えられるようになった。

当時日本でも国立がんセンター中央病院の小菅智男先生が①手術単独群と②手術+5-FU+シスプラチンの比較試験をおこなっていたが、術後の生存率に統計学な差は得られなかった。

その後、現代にも通じる膵がんの術後補助療法として①手術単独群と②手術+術後ゲムシタビンによる六カ月の補助療法の比較試験CONKO-001(26)がドイツでおこなわれ、術後補助療法群では再発までの期間が統計学的にみて延長されたことが二〇〇七年に発表された(①手術単独群六・九カ月、②補助療法群 一三・四カ月、p値<0.001〈統計学的な検定をおこない、p値が0.05未満となれば、検定した二群の生存率の間に統計学的に意味のある差が得られたと解釈される〉)。日本でもほぼ同時期に同様の試験を小菅智男先生が主導し(JSAP-02(27))、こちらはゲムシタビンの三カ月投与の試験であったが、再発までの期間を延長する効果が認められたため、二〇一〇年ごろには膵がんの術後にはゲムシタビンを用いた補助療法をおこなうことが標準的な治療として推奨されるようになった。

この後、先にも紹介した静岡がんセンターの上坂克彦先生らが中心になって進めたJASPAC 01試験の結果は強いインパクトをもって世間に知られるようになった。すなわち、ゲムシタビン群とS-1群を比較した術後補助療法の試験で、ゲムシタビン群では五年生存率二四・四%に対してS-1群では四四・一%という大きな差があることが明らかになったのだ(28)。

この試験の最初の結果が二〇一三年の一月に発表されたのち、日本でも新聞発表された。新聞を見た患者さんから、この結果について質問を受けたことをよく覚えている。

この後、前述の膵がんの術前補助化学療法としてゲムシタビンとS-1による術前治療ののちに手術をおこなう群（一八二例）と対照となる直ちに手術をおこなう群（一八二例）を比較するPrep-02/JSAP-05試験が海野倫明先生と小菅智男先生の主導によって二〇一三年から二〇一六年にかけておこなわれた。両群とも術後補助療法にはS-1を用いている。生存期間の中央値は術前治療群が三六・七カ月、対照群は二六・六カ月で、統計学的に有意な差（p＝0.015）が得られた。また、少なくとも術前に化学療法を導入したことによって、切除できる患者の割合は低下しなかったことも示された(29)。

これらの臨床試験を完遂《かんすい》するためには、試験を主導する医師のリーダーシップ、大学病院やがん専門病院を中心とした多くの協力施設の貢献、治療を受ける患者さんの同意と協力、統計家やデータセンターの存在、莫大な費用、そして何年にもわたる時間が必要となる。それが決して容易なことではないのは想像にかたくないと思う。

私は国立がん研究センター在籍時代に当時の肝胆膵外科部長の小菅先生の率いる厚生労働省の班会議での議論を拝聴していたが、毎回全国の大学病院の教授から飛んでくる厳しい質問にしなやかに受け答えする小菅先生を尊敬のまなざしで見ていた。そして、われわれは患者さんに試験への参加を呼びかけ、登録し、試験治療を推進した。何年もかけて、やっと膵がんの補助療法の意義が明らかになるが、試験治療が功を奏する場合もあれば、両群に統計学的な有意差を認めないこともある。患者さんに推奨できる科学的なエビデンスは、医師、患者、研究協力者の熱意と努力、時間、そして研究費なくしては得られないもので、それゆえに、きわめて貴重である。

V 術後合併症を減らすために

1　術後合併症との対峙とリスク管理

合併症とは

どんなに出血の少ない、きれいな手術をおこなったとしても、合併症が常にゼロというわけにはいかない。いわゆる合併症という言葉は、術後の合併症と術前の併存症とにわけられ、両者はわけて議論する必要がある。

術後の合併症は手術をおこなったことに伴い、結果的に発生する患者さんにとって好ましくない症状や問題の総称である。一方、術前の併存症は、いわゆる患者さんの持病のことで、一般には高血圧、糖尿病、高脂血症などの生活習慣病や心臓、肺、腎臓、肝臓の機能低下などを伴う様々な病態を指す。持病以外にも、高齢、肥満、低栄養状態は手術の危険因子に挙げられることが多く、これらの併存症や危険因子の多い患者さんでは、術後の合併症の発生率が高かったり、合併症が発生した際に重篤化しやすかったりする傾向にある。

特に現代は超高齢化社会である。杏林大学病院の立地する多摩地区にもご高齢の方が多く住まれており、八〇歳前後でがんを患い、手術を受けに来られる患者さんが多いと実感する。高齢でリスクの高い患者さんの手術では、通常以上にそのリスクの評価を慎重におこない、術前から栄養指導を進め、手術の方法においても、手術による侵襲《しんしゅう》を可能な限り軽減するなどの細かい工夫が必要となる。

手術では常に、根治性と安全性のバランスが問われる。がんの切除を徹底的におこなおうとすれば、一般には切除範囲が広くなるが、安全性をより重要視すれば、がん細胞を余すところなく完全に切除しようという根治性の追求に関しては、多少犠牲にせざるを得ないこともある。

そして、いったん術後に合併症が発生した場合、高齢者では若い人に比べて合併症からの回復に時間がかかることもある。私たちの取りくんでいる肝胆膵外科手術は、消化器外科手術の中でも最も合併症の多い部類に属し、それゆえに、合併症への対策や合併症を減らす工夫については、肝胆膵外科医になって以来、常に対峙し続けてきたし、これからも対峙していく必要がある。

術後の患者さんの容態の変化

術後の経過がたとえ順調であっても、患者さんの容態は逐一《ちくいち》変化している。手術はある意味では、体に傷を作り、臓器を摘出する行為であるため、大けがをしたのと似たような状態となる。特に合併症がなくても、患者さんは発熱し、脈が速くなったり、痛みを訴えたり、口渇《こうかつ》を訴えたりする。

術後の患者管理に必要なことは、第一に、状態をしっかり把握することである。麻酔から覚《かく》醒《せい》したばかりの患者さんの状態に大きな異変がないかどうか、血圧、脈拍、体温、酸素飽和度、尿量、意識、呼吸状態、などを客観的な数値も含めてしっかり観察する。腹部にドレーンが挿入されている場合は、ドレーン排液の性状や量を視認する。手術直後に動脈性の出血が認められたために、再開腹《かいふく》することもないわけではない。特に大きな問題がないとしても、手術直後は大きな侵襲を受けて、体細胞の間質《かんしつ》に水分が移動して浮《ふ》腫《しゅ》が発生する傾向にあるため、血管内は脱水となり、尿量が減少する。

ドレーンが留置されている患者では、ドレーン排液分の体液が失われるため、輸液量、排液量、尿量のバランスをきちんと考えて、輸液治療を続ける必要がある。術後数日経つと、間質に移動していた水分が血管内に戻り、尿量が急に増加する。そのタイミングで浮腫が軽減するはずだが、肺からの水の戻りが遅れると、肺血管抵抗が上昇し、酸素分圧の低下や呼吸状態の悪化を招きやすい。そこで輸液が過多にならないように、利尿剤を適宜使用するなど調整が必要なこともある。

若手外科医と一緒に、このように患者さんの変化を毎日観察する。休日や学会日など、休みを取る場合も、必ず担当の病棟医が朝の回診をおこなうので、患者さんの容態を電子メールで報告してもらっている。病棟医は患者さんの術後の小さな変化にも気づいて報告してくるし、対策を述べてくる。

私も患者さんの経過は逐一追跡し、若手外科医と議論する。個人の意見だが、あまり楽天的な人は外科医に向かない気がする。外科医は心配性なくらいがちょうどよいかもしれない。患者さんに重大な変化が表れているのに、それに気づかず、検査や治療のタイミングが遅れてはならないのだ。ただし、経験を積むと、治ってくるのは患者さんであり、われわれはその手助けをしているのに過ぎず、あまり神経質に治療方針を微調整する必要はないこともおのずと見えてくるのだが、最初から楽観的では患者さんを守れないのである。

だから、私は月曜日から日曜日まで必要があれば毎日回診する。自分の目でデータを見て、患者さんを診て、若手外科医と一緒に考える。合併症が発生すれば、矢面に立って一緒に対峙する。

急を要する処置は、土日にかかわらず実行し、逆に不急の処置は、平日の昼間など、医師の多い時間帯に協力しておこなうような、時と場合に応じた対応も必要である。仮に発熱があっても、血液検査の結果が改善していれば、安易な処置はむしろ弊害になる可能性もあるので、少し冷静な対応が必要だ。状況の厳しいときには、検査結果を冷静に分析し、必要なことから一つひとつ解決する。時には術後の再開腹手術が必要となることもあるが、このような場合は躊躇することなく、人員を集めてしっかり対応する。合併症から逃げずに、チームとしてしっかり対峙する姿勢が、次の手術に生かされ、結果的には合併症の低減につながる。

そんな生活に疑問を感じなくなれば、きっと良い医療ができるはずだと幕内先生が教えてくれた。術後管理に神経をとがらせることができなければ、メスを握る資格もないのだろう。

肝臓の切除に伴う合併症

肝切除に伴う術後合併症の代表的なものは、「肝不全」と「胆汁漏《たんじゅうろう》」である。

肝不全とは、肝切除をおこなった後の残肝機能の総和が不足し、肝臓の代謝機能が要求される仕事量に追いつかず、機能不全に陥った状態をさす。

肝臓が最大限働いていても、体全体の代謝をまかない切れないために、バーンアウトしてしまうようなイメージである。肝不全が進行すると、血清の総ビリルビン値が上昇し、黄疸《おうだん》を示すようになる。また、腹水が増量し、食欲が低下する。

治療として、ヒトの血液のタンパク成分にあたる新鮮凍結血漿《けっしょう》（FFP）などを投与するが、これは肝機能が回復するまでの間に肝機能低下で失われた凝固因子やタンパクを補充する治療であり、肝機能そのものを改善させるわけではない。軽度の肝不全であれば自然に軽快するが、高度の肝不全となれば、黄疸値の上昇は不可逆であり、数週間から数カ月の経過で致命的となりえる。したがって、肝不全が発生しないように、術前に肝機能を正確に評価し、肝臓の切除量を根治性が損なわれない範囲で調整する必要がある。

Ⅲ章でも述べたように幕内先生の考案された幕内基準は、肝臓で特異的に代謝されるインドシアニングリーン（ICG）の一五分間の代謝率を計算することで肝機能を推測し、機能に応じて肝切除の許容範囲を定義したものである。この幕内基準を遵守していれば、肝切除後に術後肝不全を発生することはきわめて稀であり、幕内先生は八年間にわたる一〇五六例の肝切除で術後死亡なし、という記録を打ち立てた。私も、胆管切除を伴わない一般的な肝切除の術後に、肝不全で患者さんが亡くなった経験は一七年間でゼロである。現代では、肝不全に陥る割合は二%未満であると考えられている。

一方、胆汁漏とは、肝臓を切離した面に存在する細い胆管の枝から、胆汁が漏出した状態を指す。胆管は、肝臓の全域にわたり、まるで大樹の枝のように末梢まで分布している。肝臓の切除中に、肉眼的に確認できる細い胆管はすべて絹糸で結紮《けっさつ》するか、エネルギーデバイスでシールしてから切離している。非常に細い胆管は電気メスで焼くだけで、十分にシールされる。

しかし、胆管処理が施されなかったり、何らかの原因で閉鎖部分が脱落したりして、胆汁が肝切離面から少しずつ漏出してくると胆汁漏となる。その割合は五%前後とされており、肝不全と異なり、重篤化することはほとんどない。ただし、肝切離面に貯留した胆汁に感染が伴えば、発熱や腹痛の原因となるため、治療が必要となるし、肝臓は胆汁を産生しつづけるために、治療がむずかしくなる場合もある。

胆汁漏の発生に備えて、肝切除をおこなったのち、肝臓の切離面にドレーンと呼ばれる排水管を留置するのが通例であった。しかし、胆管の切除や再建を伴わない通常の肝切除においては、ドレーンを留置しないほうが、術後の中等度以上の合併症が少ないことが多施設共同のランダム化比較試験で明らかになり[1]、杏林大学病院では、特に問題がない限りドレーンは留置していない。きちんとした肝切除をおこなっていれば、多くの胆汁漏は発熱などの症状を起こすことはまれで、自然に治癒してしまうことが多いということを示した結果であると考えている。したがって、肝切除後の患者さんは通常一週間から一〇日程度で退院されることになる。

膵臓の切除に伴う合併症

膵切除に伴う合併症の代表は、「膵液漏《すいえきろう》」である。

膵臓は肝臓のように、大量に切除したからといって、膵機能不全から死亡にいたることはない。膵機能は大きく外分泌機能と内分泌機能にわけられるが、それぞれ、膵消化酵素とインスリンを投与することで機能を補足することが可能だからである。仮に膵臓を全摘しても、膵消化酵素を内服し、血糖管理やインスリン投与をきちんとおこなえば、安定的な生活を送ることも可能である。

しかし、膵液漏は、膵液がタンパク分解酵素を含んでいるため、体内のタンパク質が消化され、感染巣《かんせんそう》を生じたり、動脈壁を侵食して出血の原因となったりすることがある。

尾側膵切除《びそくすいせつじょ》といって、膵臓の尾側を切除する比較的単純な手術における中等度以上の膵液漏の割合は、最近のランダム化比較試験においても二〇—三〇％と報告されている。

一方、膵頭十二指腸切除《すいとうじゅうにしちょうせつじょ》では、頭側《とうそく》の膵臓、すなわち膵頭部《すいとうぶ》の切除の他にも、胆管や胃や十二指腸の切除を伴うため、より複雑な術式《じゅつしき》となり、合併症率は高くなる。膵液漏の割合は一五％程度と報告されるが、正常膵といって膵外分泌機能の正常な膵臓では最大五〇％程度の膵液漏も見込まれる。また、膵液漏に腸液が混じって感染を発生しやすく、それが重篤化の原因となっている。

尾側膵切除後の膵液漏により動脈から出血した経験はないが、膵頭十二指腸切除では、三％前後の動脈出血のリスクがあり、肝動脈の枝を切離した断端から出血を認める場合が圧倒的に多い。肝動脈の枝から出血した場合は、この肝動脈自体を血管造影の技術を用いて塞栓《そくせん》すれば止血は得られるものの、その後、肝梗塞や壊死《えし》という次なる合併症が発生する。さらに肝不全に移行すると致命的となるため、膵液漏は非常にやっかいな合併症であり、膵液漏を制御するために、歴史的にも様々な工夫がほどこされてきた。

しかし、膵液漏を減らす工夫はあっても、ゼロにする決定的な方法は残念ながらまだ開発されていない。膵液は消化液であり、ヒトが食べ物を消化するために欠かせない体液である。切離面から漏出する膵液を一度に完全に封じ込めることは、ヒトが食事をして生活している限り、かなりむずかしい。

したがって、漏れることは前提として、いかに上手に膵液を体外に誘導し、時間をかけて周囲の癒着によって最小限の被害で済ませるか、という対策を万全にすることも重要である。私たちは手慣れた膵空腸吻合法《すいくうちょうふんごうほう》をおこなったうえで、出血しやすい肝動脈切離断端の肝円索《かんえんさく》と呼ばれる脂肪組織による被覆、膵臓の断端から漏れてくる膵液を効率的に体外に誘導することのできる腹部正中《ふくぶせいちゅう》からのドレーン留置、などの工夫をしているが、まだまだ改善の余地があると考えている。

2　出血の少ない肝臓の切除をおこなうために

出血の少ない肝切除の必要な理由

肝臓の切除は出血との闘いであり、肝臓の離断面からの出血が多ければ、正確な離断を進めることができず、離断方向を誤り、腫瘍が切除断端に露出したり、肝静脈を損傷してさらに出血を増やしたりする。そして、出血の多い手術は外科医の疲労を招き、肝切除に対する恐怖感や苦手意識を植えつけかねない。

結果的に、特に肝臓の深部の腫瘍や、多発の腫瘍は切除困難として安易に化学療法の対象としてしまう可能性がある。二〇二〇年では、大腸がん肝転移や肝細胞がんの治療は多様化し、化学療法や肝切除以外の局所療法が第一の治療選択肢として推奨されることもあるが、肝臓外科医は、腫瘍の位置にかかわらず、解剖学的に正確に肝臓を切除できる技術を磨き続けていなければならない。

欧米では、大腸がん肝転移の手術にラジオ波焼灼《しょうしゃく》を併用し、一部の腫瘍を焼灼治療することが多い。この方法には転移巣のほとんどは切除するものの、深部の腫瘍や複数個残っている腫瘍の切除を省略することで、残る肝臓の容量の減少や手術時間の延長を避ける狙いがある。だが、大腸がん肝転移のように組織学的に腺がんと呼ばれるがんに対するラジオ波治療は、肝細胞がんに対するラジオ波治療と異なり、局所再発率が高く、また、肝膿瘍《かんのうよう》(肝焼灼後に発生する膿《うみ》)の発生が術後の感染や肝不全の原因となるため、日本のガイドライン上も推奨されていない。

日本のいわゆるhigh volume centerと呼ばれる治療件数の多い施設のほとんどでは、大腸がん肝転移に対する手術中のラジオ波治療は併用していない。深部の腫瘍でも、複数の腫瘍でも、残っている肝臓の機能が許せば、数にかかわらず肝切除による根治性の高い治療ができるからである。

出血を減らす秘策

肝切除中の出血量を減らす工夫についてはⅣ章で述べたが、Pringle法という流入血の間歇《かんけつ》的《てき》な遮断がその主役だ。つまり、肝流入血が集まっている肝十二指腸間膜《かんじゅうにしちょうかんまく》と呼ばれる肝臓の幹《みき》を、一五分間クランプし、五分間解放する。これを肝離断が終了するまで繰り返すのだ。当初、幕内先生は肝十二指腸間膜内の左または右の枝のみのクランプを三〇分間おこなっていたが、その安全性を確認してから、肝臓全体のクランプを一五分間おこなう方針に切り替えた。[2]

Pringleとは英国の外科医で、一九〇八年に外傷性の肝破裂の患者に対して肝臓の幹（肝十二指腸間膜）をクランプして止血・救命した経験を報告しており、[3]これがPringle法の原典であるが、肝切除に日常的に取り入れたのは幕内先生である。

しかし、肝臓は血流が豊富な臓器であり、流入血を遮断するだけでは止血は不十分である。むしろ、肝静脈からの逆流血が肝離断中の出血量の多寡《たか》を決定する。肝静脈は下大静脈に流入する肝内の静脈を指し、下大静脈圧が五cm H_2O 以上の場合、肝静脈からの逆流血が明らかに増加するとされている。下大静脈圧を下げるためには循環血液量（体内の血管を流れる総血液量）を減らすことが最も効果的だが、過度な循環血液量の低下は血圧の低下をもたらすため、調整が必要である。

肝静脈圧を低下させるためには、①輸液量の制限、②一回換気量（人工呼吸器を用いて調整可能な一度の呼吸で出入りする気体量）の低減、[4]③肝臓の挙上（手術中に肝臓を体内で持ち上げ、下大静脈よりも高い位置で保持すること）、④頭高位（患者さんのベッドの傾きを調整し、上半身を挙げて下半身を下げること）、⑤下大静脈クランプ、⑥瀉血《しゃけつ》（四〇〇―八〇〇ml程度の血液を術直前に血管内から抜いて、術直後に戻すこと）[5]が有効な方法として挙げられる。これらの方法は、麻酔科医の協力がなくては実践できないため、事前に彼らとよく相談しておくことが大切である。

私は①から④の方法は簡便に用いることができるために常用しており、それでも肝静脈からの逆流血が強い場合は、Ⅰ章でも述べたように⑤の下大静脈のハーフクランプを利用している[6]。肝下部の下大静脈にテーピングを施したうえで、テープを絞り込んでペアン鉗子《かんし》で把持することによりハーフクランプを施す。するとクランプ部分より頭側の下大静脈圧や肝静脈圧が低下して逆流血量が減少する。ただし、クランプが強すぎると心拍出量の減少に伴って血圧が低下するため、麻酔科医に声かけをして血圧を見ながらクランプする強さを調整する。

下大静脈のハーフクランプ後に、先ほどまで肝静脈の一mmに満たない小孔から噴出していた出血が嘘のように静まり、乾いた肝離断面が得られることを経験することがしばしばある。系統的な肝区域切除では肝静脈に沿った肝離断が求められるので、肝静脈からの出血がなければ、非常に効率的に肝離断を進めることができる。

このような方策を駆使することで、肝静脈からの出血がきちんとコントロールできれば、肝離断がスムーズに進むのみならず、術後の合併症も少なくなる。

座って手術をする理由

さて、疲労は手術の質を低下させる。長時間立ちっ放しで患者の腹部を覗きこみ、肝切除で平均四—五時間、膵頭十二指腸切除で七—八時間におよぶ手術を続けるのは容易ではない。だから、私はほとんどの時間、椅子に座り、サージカルルーペと呼ばれる二・五倍の倍率の拡大鏡をかけて手術をしている。椅子といっても、足の操作で高さの調整が可能な、背もたれのない、手術用の椅子だ。シートは柔らかい素材でできていて、長時間座ってもお尻は痛くならない。

座って手術をすることには、いくつかのメリットがある。(1)足腰に負担がかからない。(2)肘や腕も周囲に固定しやすいので、手振れが少ない。(3)術野《じゅつや》を覗き込む頻度が減り、無影灯《むえいとう》の光を頭でさえぎらないため、術野が明るくなる。手術台の高さも低いので、助手や術野撮影用のビデオ、見学者の視野も良好となる。(4)サージカルルーペの焦点距離以上には術野に顔が近づかない。術者《じゅつしゃ》の姿勢がよくなり、疲れも少ない。自然と最後まで丁寧に手術を終えることができる。(5)動脈に対して、垂直方向でなく水平方向のアプローチが可能となる。自然に出血が少なくなる。

最後の、「動脈に対する水平アプローチ」とは、体の軸に垂直に走行する動脈に対して側面からアプローチできる、という意味である。肝臓、膵臓などの臓器は、大動脈から分岐する二本の動脈枝から血流支配を受ける。これは肝臓、胃、膵臓、脾臓を支配する腹腔動脈と、膵臓、小腸、結腸を支配する上腸間膜動脈《じょうちょうかんまくどうみゃく》である。

これらの動脈は互いにネットワークを持ち、例えば腹腔動脈系の血流が低下しても上腸間膜動脈からの側副血行《そくふくけっこう》(本流を迂回して流れる血液路)によって肝臓の血流は維持される。腹腔動脈も上腸間膜動脈も大動脈からほぼ垂直に分岐し、各臓器へさらに分枝してゆくが、腹部臓器を覗き込んで正面視ばかりしていては、動脈の枝の分岐点へのアプローチがしづらくなる。むしろ、目線を下げて、術者の位置する右斜めの位置から観察することで、三次元的に動脈の分岐形態を把握することができる。

また、肝臓の血流のコントロールに関しても、同様である。

肝臓の手術では肝動脈、門脈《もんみゃく》、胆管、肝静脈という四種類の脈管の剝離《はくり》、結紮、吻合《ふんごう》が必要となる。肝静脈は下大静脈という直径三cm程度の太い静脈から垂直ないし斜めの方向に立ち上がっており、正面から見るだけではその側壁からの出血に対応することは時に困難である。最初に肝臓を十分に授動《じゅどう》し、下大静脈と交通する短肝静脈《たんかんじょうみゃく》を結紮切離し、主要な肝静脈の根部にテーピングをほどこすことで、肝臓の背面の視野をしっかりと確保できれば、どんな肝切除でも出血をコントロールしながら安全に施行しうる。

近年発展の目覚ましい腹腔鏡下の肝切除でも、caudal viewといって肝尾側から頭側方向へ向かう視野で手術をおこなうことが推奨されており、これは垂直方向に立ち上がる肝静脈やグリソン鞘《しょう》に対して見上げるようにアプローチすることを意味している。腹腔鏡下手術ではカメラを挿入して深部から肝臓を見上げることが可能なので、その利点を生かしている。

以前は出血との闘いであった肝臓の切除も、主として日本の先輩外科医の努力の結実によってかなり安全となってきた。安全、確実、出血の少ない、解剖学的構造に則した肝臓の切除の鍵は肝臓への流入血や肝静脈からの逆流血のコントロールにあるのだ。

Ⅵ　患者からの学び

1　ある患者さんとの出会い

学ぶ患者、ともに闘う患者

この本を執筆する契機にもなった、ある忘れられない患者さんがいる。坂井律子さんだ。坂井さんはNHK山口放送局長をされていて、渋谷のNHK放送センターに転勤となった矢先、黄疸《おうだん》で発症された。坂井さんの闘病については、岩波新書『〈いのち〉とがん　患者となって考えたこと』にその詳細が収められている。

坂井さんの病気は膵がんで、黄疸の治療を受けた病院から紹介され、私が当時勤務していた東京大学病院肝胆膵外科、人工臓器・移植外科の、私の外来を受診された。紹介状や前医で施行されていた諸検査の結果では膵頭部《すいとうぶ》がんと診断され、造影CT上は切除可能な状態だった。

当時、切除可能な膵がんに対する第一選択の治療法は切除で、私は迷いなく膵頭十二指腸切除《すいとうじゅうにしちょうせつじょ》によって腫瘍を切除することを提案した（二〇一九年に発表された国内第Ⅲ相試験の結果により、二〇二〇年現在では、術前化学療法後に外科切除することが推奨されるようになった）。

坂井さんの第一印象は、非常に理知的で落ち着いた方だなというものだった。こちらの話を冷静にお聞きになり、そして、自分の希望を、いくつか述べられた。膵がんの治療を最優先とし、転勤直後だが、仕事の整理を付けてくるとおっしゃった。今までＮＨＫのプロデューサーとして、それこそ二四時間、片時も携帯電話を手ばなすことなく番組の構成の仕事をしてこられて、大変お忙しかったご様子であった。だが、状況が状況なので、気持ちを切り替えて、自分の進むべき方向に焦点を合わせておられた。

坂井さんの主治医となった私は、可及的速やかに手術日を設定し、入院の日取りをお伝えした。坂井さんとご主人に、手術の前にインフォームドコンセントを得るためのお話をしたときの様子は印象に残っている。坂井さんご本人は熱心にメモを取られ、スライドを交えた私の話を理解するように努められた。『〈いのち〉とがん』を読むと、この術前の説明が患者さんにとって非常に重要であり、後々まで印象に残ることがわかる。

膵がんの話をする際には、手術の話だけではなく、術後の短期・中期的合併症と、術後の補助療法の話をしなければならない。膵がんの術後には補助化学療法といって、ＴＳ－１という抗がん剤を六カ月間内服することが推奨されている。これは二〇一三年にASCO-GIで結果が公表されたJASPAC 01試験の結果を受けて、日本では標準治療となった(Ⅱ章6参照)。標準治療というのは、上中下の真ん中という意味ではなく、あらゆる医療状況を考慮したうえで、最も推奨されるベストの治療という意味である。だから、膵がんの治療では手術と補助療法をセットとして、補助療法が可能な余地を残した手術をおこなうことが求められる。坂井さんご夫婦は私の説明に納得し、同意書にサインをされた。

手術は予定通り無事に終了した。手術時間はおよそ八時間、出血量は四〇〇ml、輸血は必要なかった。当初、必要かもしれないと考えられた門脈《もんみゃく》の合併切除と再建も必要がなかった。

術後の生活

さて、坂井さんの経過は比較的順調であったが、術後の下痢に悩まされた。膵頭部がんの手術では、がんの近傍の上腸間膜動脈《じょうちょうかんまくどうみゃく》周囲の神経叢《しんけいそう》を一部切除することがあり、坂井さんもそれに起因した下痢が生じた。手術後の下痢は水分と体力を奪ううえに、食事をした直後に下痢が誘発される傾向にあるため、患者さんが食事の摂取に消極的になるという悪循環を生むことがある。だから、私は外来での診察のたびに止痢剤《しりざい》であるアヘンチンキの量を調整した。このアヘンチンキは、麻薬の一種であるが安全に使用可能で、下痢に対する効果は高い。ただし、法的な規制が強く、処方可能期間はわずか二週間であるため、坂井さんも下痢が収まるまでは二週間ごとに外来に通院していただいた。そして下痢が落ち着いてきてから、補助療法としての規定どおりの六カ月のTS-1の内服を薦めた。

坂井さんが、一般の患者さんと異なるな、と感じ始めたのはこのころからである。毎回外来に来られるたびに、膵がんに関する情報を集め、膵がんの患者会に参加したり、自ら国立がん研究センターなどのがん専門病院にもがん遺伝子の情報に基づいた治療を考慮して受診されたりしていた。

患者会では、術後の補助療法としてのTS-1の内服は、標準的な六カ月ではなく、一年継続している方もいるという話を聞いて、自分も可能なら一年間継続したいと申し出られた。補助療法は六カ月がいいのか一二カ月がよいのか、一生続けるほうがいいのかについての科学的なエビデンスは得られていない。患者会に元気に来られる人の中に、一年間継続あるいはもっと延長している方がいるという話を坂井さんは語った。

ここで考えなければならないのはバイアスの存在である。そもそも、膵がんがよくコントロールされている患者さんが患者会への出席率が高いと想像され、その中でも、TS-1を長期に継続できている方の中には、長期継続こそが自分の元気を支えてくれていると思っている方も多い可能性がある。すると、彼女に「長期継続が良かったかもしれない」という話をする患者さんは、一二カ月の継続で結果が良かった患者さんばかりであり、一二カ月継続したものの結果が思わしくない患者さんは、坂井さんに情報を流さない可能性がある。

このように科学的事実に影響を与える因子をバイアスという。結局、TS-1の長期継続が本当に生存率の向上に寄与しているかどうかは、六カ月投与と一二カ月投与を施行した患者さんの予後を比較するランダム化比較試験によってしか証明できない命題なのである。

だが、一二カ月の投与が長期生存に寄与することを否定することも困難であり、かつ、本人が標準治療は六カ月であることを理解しながらも副作用にも耐えられて、一二カ月を希望されているため、私は坂井さんに協力することにした。

「患者力」を感じる

そして、坂井さんのいわば「患者力」の高さを感じた。患者力、というものに定義はないが、患者として病状を正しく理解し、医療者と良好な関係を築きつつも、情報を集めて自ら考え、考え抜いて実践可能でありそうな治療法の選択肢については医師に質問をする。それは、決して医師の治療方針に逆らっているものではなく、医師と適切な間合いをおき、かつ礼儀もわきまえながら、新しい提案を実践していく力なのかもしれない。

そんなむずかしいことを、決して万全でない体調の中、坂井さんは冷静に進められた。私は次第に坂井さんの患者力の高さに驚かされつつ、ともに膵がんと闘う気持ちが強くなるのを感じた。

坂井さんはまた、膵がんの患者さんが開いているブログの話もしてくれた。非常に進行したがんを患いながら、化学療法を何クールも継続し、長期に生存されている方のブログも、私は話を聞いて実際に読んでみた。そこには、患者さんの日常、今日も検査を受けて大丈夫だった、生き延びた、という心情が生々しくつづられていた。

主治医として患者さんについて考えること

私は、患者さんの治療を担当していて、患者と主治医の関係に若干不条理性を感じることがある。特に膵がんという重い病気になった患者さんに対して、私は外科医として自分がしてあげられるベストのことをしているつもりではある。親切に寄り添うように接しているつもりである。それでも、患者さんの気持ちをきちんとわかってあげられているかと問われれば、よくわかっていると答えるのはおこがましい。

病気になった人の気持ちは、それは、真の意味では本人しかわからない部分がある。どんな不安や孤独があるのか、家族との日常生活はどのように変化するのか、あるいはどんなことが喜びになるのか。そんな患者さんの日常について医療者は、ひたすら察するのみであるが、それが寄り添うということなのかもしれない。

私は五〇歳を超えてほころびはあちこちにあるものの、ほぼほぼ健康で、自分の外科医としての職業人生を歩んでいる。そんな、安全地帯にいる人間が、生死をかけた勝負をしている患者さんの人生に、手術という大きな介入をして良いのだろうか、と、ときどき申し訳ないような気持ちになることもある。

手術によって、がんを余すところなく、安全に切り取ることが、患者さんにとってはこれからの人生を一人の人として、また家族・友人・社会の一員として生きていくうえで必要なことだ。しかし一方、手術は患者さんの人生を大きく変えうる行為であり、術後の短期・長期合併症も伴うために、生活の質を落としてしまう可能性をはらんでいる。

患者さんは、生きていくため、大切な人たちとの時間を共有していくために、そんな術後の不具合とも闘いながら、外来で定期検査に来られる。がんの術後の患者さんが「検査の結果を聞くのが怖い」といわれるのはよくわかる。患者さんを招き入れる医師のアナウンスの抑揚がいつもと違う場合やなかなか呼ばれない場合には、もしかすると再発などの悪い情報があって、医師がためらっているかもしれない、と自分が患者なら考えるかもしれない。

私は、自分が手術をした患者さんが、採血検査で判明する腫瘍マーカーにもＣＴ検査にも異常が認められず、また次回の検査日程を組み、何事もなかったように帰宅され、患者さんの本来の日常生活を取り戻すことが、がん治療のひとつのゴールだと思っている。

いつも通りの生活、いつも通りの家族との時間、むしろそれは退屈平凡な時間かもしれないが、今日の自分がいて、明日も明後日も同じように自分も家族も変わらず生きていられるというこの平凡さこそ、この世で最も貴重なものだ。この世には愛があれば憎しみがあり、喜びがあれば悲しみがあるが、がん患者さんの平凡で大切な時間を少しでもながく保つためのお手伝いが私の仕事である。

NHKの番組で、ある重い心臓病に対して手術を受けて心臓の機能を回復させることに成功した患者さんが、退院日に満開の桜の花を目にして、「桜がこんなにきれいだなんて知らなかった」とつぶやくシーンがある(「プロジェクトX　挑戦者たち　奇跡の心臓手術に挑む」)。病気になって、生死の際をさまよった患者さんが手術によって人生を取り戻し、この世の生きとし生けるものの生命力や美しさを自分の生も重ねて実感する瞬間である。

桜の花は毎年同じように咲いているが、美しく変わったのはご自身のほうであり、まさに人生は、自分が変わることでその見え方が変わることを象徴した私の好きなシーンである。

2　再発と対峙する

再発の告知

術後半年を超えて補助化学療法を継続し、もうすぐ術後一年を迎えようとするころ、坂井さんの肝臓には転移があることがわかった。肝外側区域に単発の二cm程度の再発である。実は切除した膵がんの病理組織の検査結果ではかなりのリンパ節転移や静脈への浸潤《しんじゅん》を認めており、この再発自体は、想定範囲内だった。膵がんの治療はそれほど厳しく、術後に半年を超えて補助化学療法を続けていても再発したことになる。これは、もしも補助化学療法をおこなっていなければ、さらに早期に再発していたのかもしれないし、補助療法とは無関係に再発したのかもしれなかった。

膵がんについて様々に勉強されていた坂井さんの反応は、少なくとも一見は冷静だった。再発が起こりうることも、半ば予想されていた節があった。坂井さんの肝転移は単発であり、周辺リンパ節の腫大《しゅだい》、肺転移、腹膜播種《ふくまくはしゅ》を思わせる結節も見られない。だが、なんとか再発だけは免れたいという強い思いで通常よりも長期間にわたって補助化学療法を続けてきた坂井さんの落胆ぶりは、その後、節々に見て取れた。

補助化学療法は副作用や体への負担の少ないTS-1による内服治療だが、再発肝転移の治療をするためには、より強い全身化学療法が必要である。その後について、彼女は様々な情報を集めていて、決して楽観視できる状況でないことを十分にご存じだった。それゆえ、私は、何とか生き延びたいとする坂井さんの強い意思に応えようと、画面に映し出された肝臓の黒っぽい影から彼女に目線を移して、こう言った。

「坂井さん、肝転移を認めた以上は、補助化学療法よりも強力な全身化学療法を始めるようにすぐに切り替えましょう。ですが、もしこの肝転移が少なくとも半年間以上、単発のままで増大傾向を示さなければ、この転移を切除することも視野に入れましょう」

再発巣に対しては全身化学療法や民間療法しか選択肢はないと考えていたらしい坂井さんは、一瞬意外そうな表情を浮かべた。そして、「化学療法後に肝転移を切除する」という新しい提案に、希望を託してくださった。

私が坂井さんに伝えた方針は、標準的な治療方針ではなかったが、それなりの根拠に基づいたものだった。

近年のジェムザールとアブラキサン、あるいはフォルフィリノックスという化学療法は強力で、手術のできない患者さんでもその生存期間の中央値（例えば九九人の患者さんの生存期間を比較した場合に五〇番目の患者さんが生存した期間）は八―一一カ月であると発表されている。5-FUしか使用できなかった一九九〇年代の四カ月とは隔世の感がある。

また、動脈や門脈などの主要な血管に浸潤を認める切除可能境界（BR、Ⅱ章参照）の膵がんでも、これらの強力な化学療法や放射線療法をおこなったのちに切除にもっていくことが日常的になっている。そしてまた、コンバージョン手術といって、肝転移のように切除の適応がない再発病変も、化学療法が奏功すれば切除が可能となる場合がある。私にも切除してみると、腫瘍自体が化学療法によって完全壊死《えし》していたという経験があった。

坂井さんの肝転移は単発であり、年齢も五〇代と若いため、強い化学療法にも耐えられれば、コンバージョン手術の可能性はあると思われた。そしてそれは、坂井さんという患者さんを治療してきた私自身の希望であり目標でもあった。だが、コンバージョン手術が真に患者さんの延命に貢献するというエビデンスは存在しない。いくつかの症例の報告があるのみである。そのことも坂井さんには伝えた。

患者さんと同じ方向を向く

「わかりました。先生にもう一度切ってもらえるように頑張ります」

坂井さんは膵がんの再発というきわめて困難な状況の中でも、文字通り一縷《いちる》の希望を手繰り寄せて、私にそう答えた。そしてこの瞬間から、私と坂井さんは再び同じ方向を向いて歩き出すことができた。

がんは時に再発する。だから、主治医は患者さんに手術をおこなう前に、再発する可能性を伝えることは責務である。再発は避けられるなら避けたい事象だが、たとえ根治的な手術をしても、現代の医学では再発を完全に避けることはむずかしい。もちろん、再発は患者さんにとっても、家族にとっても外科医にとっても残念なことで、再発の状況によっては外科医も無力感を抱き、今まで同じ方向を向いて歩いていた患者さんが、急に別の方向へ走っていってしまう感覚にとらわれる。だが、今回坂井さんを前にして私は決断したことで、いったん全身化学療法を受けることになる坂井さんと、同じ方向を向くことができた（注：このような治療がすべての患者さんにあてはまる選択肢ではないことをご了承ください）。

彼女を消化器内科の石垣和洋先生に紹介し、そこでジェムザールとアブラキサンによる化学療法が始まった。

化学療法、コンバージョン手術、そして、化学療法

このジェムザールとアブラキサンの組み合わせ治療は、二〇二〇年現在、日本で最も多く用いられている膵がんに対する点滴治療である(表参照)。ジェムザールとアブラキサンを含んだ点滴の週一回投与を三週間続けて、一週間休薬する治療が一コースだ。二〇一三年に従来のジェムザール単独療法よりも予後の延長効果があることが発表された。骨髄抑制(特に好中球数減少)、末梢神経障害(手足のしびれ)、頭髪も含めた脱毛などの副作用があるものの、日本でおこなった臨床試験では九〇%以上の患者さんに有効であると発表された。そこで坂井さんにもジェムザールとアブラキサンが投与された。二コース(二カ月間)の投与後に再度CTを撮影すると、肝転移のサイズは若干増大していた。

そこで石垣先生は化学療法の内容をフォルフィリノックス(FOLFIRINOX)療法に変更した。これは5-FU、イリノテカン、オキサリプラチンという三種類の抗がん剤に、5-FUの効果

表　膵がんに対する主な化学療法(2020年現在)

治療法	投与法	1コース	主な使用法
ジェムザール・アブラキサン療法(GnP療法)	点滴	1カ月	切除不能膵がんに対する一次治療. 比較的使いやすい. 全身状態の良好な患者さんに用いる.
フォルフィリノックス療法(FOLFIRINOX療法)	点滴	2週間	GnP療法と同様一次治療として使用する. 副作用の頻度がやや高く, 全身状態が良好で, 体力に余裕のある患者さんに用いることが多い.
ジェムザール・TS-1療法(GS療法)	点滴と内服	3週間	切除可能膵がんの術前治療に用いられることが多い.
ジェムザール療法	点滴	4週間	GnP療法やFOLFIRINOX療法の登場する前は進行膵がんに対する標準治療だった. 高齢者などリスクのある患者でも比較的安全におこなえる.
TS-1療法	内服	6週間	ジェムザール療法と同等の効果が示されている内服治療法. 術後の補助療法や二次治療として用いられる.

注：一次治療と二次治療
　最初におこなう抗がん剤治療が一次治療であり, 一次治療の効果がなかった場合や, 効果を示してもさらに病状が進行した場合は別の種類の抗がん剤治療をおこなう. この治療を二次治療と呼ぶ.

を高めるレボホリナートを加えた多剤を併用した治療法の名前だ。一コースには一度の投薬だが、点滴に二日間を要し、これを二週間ごとに繰り返す。二〇一一年に、やはり従来のジェムザール単独療法よりも予後の延長効果があることが発表された。ただし、最初にフランスから報告された投与法は副作用が強いため、薬液量を減量したmodified療法が日本では広く用いられている。

外来担当の石垣先生の依頼で、坂井さんが入院後に病棟での担当となった消化器内科の斎藤圭先生は、白血球数をみながら、抗がん剤の投与量を微妙に調整してくれた。

化学療法中は白血球数が減少するが、白血球のなかでも好中球の数が極端に低下すると、いったん化学療法を中止せざるを得ない。その期間が続けば、結局化学療法が継続できないことになり、病状は進行する。

だから、医師は、好中球の数をみながら、投与量を減らしたり、例えば四週連続投与して二週休むサイクルを二週投与して一週休むサイクルに変更したりする。この抗がん剤の投与量や投与方法のさじ加減はきわめて重要であり、当初は好中球数の減少のために化学療法がとどこおりがちだった坂井さんも、斎藤先生の努力でフォルフィリノックス療法を継続することができた。

化学療法を開始後、半年を過ぎても単発のままであり、フォルフィリノックス療法に変更して八コースを施行したところで、腫瘍のサイズはやや縮小し、腫瘍マーカーの値も低下した。

今回企図したコンバージョン手術は、日常的におこなわれているわけではない。私は当時、東大病院肝胆膵外科のカンファレンスで坂井さんの経過やコンバージョン手術にチャレンジすることについて提案した。

膵頭十二指腸切除後の左肝切除が必要であるが、膵頭十二指腸切除が施行されているため、動脈や門脈周囲の癒着が予想され、これらの血管の処理がむずかしい可能性がある。また、膵頭十二指腸切除後の肝切除では、術後の腹水に膵液や感染胆汁《たんじゅう》が含まれることが多く、術後の感染性合併症が増加する。さらに、切除に成功しても、その後に早期再発する可能性があることを、患者さんや家族に伝えていることが条件となる。これらの懸念事項の一つひとつについて、きちんと議論を進めることが肝要だ。

手術を一件おこなうためには、診療科内でのコンセンサスはもちろん、外科医、麻酔科医、手術室の看護師、その他大勢の医療スタッフの方の協力が必要であり、病院や手術室という資源を使わせていただく必要がある。だから、標準的でない手術やリスクの高い手術をおこなう必要のある場合は、院内でのコンセンサスをきちんと得ることがとても重要になる。坂井さんのコンバージョン手術は、こうしてカンファレンスでの承認を得た。

そして、コンバージョン左肝切除は無事に終了した。前回の膵頭十二指腸切除後の癒着はさほどでもなく、また、懸念された術後の感染性合併症は発生せずに退院された。コンバージョン手術にこぎ着けたことで、坂井さんも私も一つの重要なステップを乗り越え、未来への希望が繋がったかに思えた。

だが、左肝切除後の最初の外来のCT検査の結果に、愕然とすることになる。本人には何ら症状もないものの、肝内や周囲のリンパ節に転移再発を認めた。これが膵がん治療のむずかしさであり、手術と化学療法を組み合わせても限界があることを思い知らされる瞬間でもある。現状で薦められることは化学療法の再導入であり、坂井さんには、考え得る最善の治療をおこなっていただくべく、石垣先生に再度紹介した。

有効性の得られた化学療法に再度望みをかける。坂井さんの場合はフォルフィリノックス療法に再度挑戦することになった。腫瘍マーカーの推移を見ながら、外来で病状を追跡する。腫瘍マーカーはなかなか低下しないが、ある程度まとまった投薬のあとでなければ、化学療法の評価を確定することはできないので、四コースの投与はきちんと終えることにした。

だが、四コースの治療後にCTを撮影すると、坂井さんの病状は進行しており、さらに化学療法の変更を余儀なくされたのである。

坂井さんからの問い

その後、私は異動となり、杏林大学病院の肝胆膵外科の外来で坂井さんと定期的にお会いして話をした。坂井さんは自身のがんの体験記を執筆される予定があり、その点について、私にも了解が欲しいと言われた。私はもちろん賛同したが、その際に坂井さんから人生の残りの時間についての質問を受けた。

余命は化学療法の奏功状況によって変化するため、正確に予測するのは容易ではない。私は、一年から、もしかすると二年は大丈夫かもしれないが、三年以上はむずかしいのではないか、と伝えた。

坂井さんは、それこそ命を削るようにして、精力的に本を執筆し続けられた。

それから半年後、坂井さんはご主人や息子さんに見守られて、静かに息を引き取った。

坂井さんの経過を振り返れば、単発の肝転移に対して外科手術によって腫瘍を切除したことが、延命に寄与したとは結果的には言えないかもしれない。しかし、腫瘍が化学療法に抵抗性を獲得して増大し、他の部位への再発を伴うようになれば、化学療法の種類を変えたとしても長期的な生存はむずかしくなる。

今回は、化学療法を継続したうえでの、単発の肝転移に対する切除であったが、画像に表れていないがん細胞をコントロールすることができなかった。膵がんに対する効果的な新規化学療法や免疫療法の出現を願ってやまない。

坂井さんの治療では、膵がんの肝転移再発に対して、全身化学療法後のコンバージョン手術に挑み、さらなる再発に対して再度化学療法を導入したが、初回切除から二年半の経過でお亡くなりになった。

膵がんという病気を何とか克服して生き抜きたいという患者さんの強い気持ちに少しでも応えようとして可能性を追求し、標準治療を離れてコンバージョン手術に挑戦した。結果的には、長期生存には至らなかったが、私は、最初の再発から切除までの経過を通して、患者さんと同じ気持ちで、一緒に再発と闘うことができたと思う。患者さんと同じ方向を向いて、患者さんに伴走できたことが、とても意味深いことだった。われわれ医師がすべての患者さんに伴走できるとは限らないが、医師と患者の良好なコミュニケーションがあれば、いろいろな可能性を追求できるのだということを坂井さんの治療を通して学んだのである。

Ⅶ　未来への課題

1　リスクへの対峙と教育

手術のリスク

どのような職種でも、リスクと対峙する瞬間がある。そしてリスクの取り方で、その人や組織の評価が大きくわかれる。私たち外科医のリスクヘッジが社会・政治・経済に直接に影響を与えるわけではないかもしれないが、一人の患者さんの生命、家族、そして未来に対して責任がある。そして手術の結果により、外科医の評価や運命までもが左右される。リスクヘッジの上手な外科医は腕の良い外科医である。

リスクの高い手術の中にもいろいろあり、ポイントを押さえてきちんと対峙すれば実は乗り越えられる場合は、患者さんや家族にリスクを説明したうえで、手術に挑むことはあり得る。一方、手術という侵襲《しんしゅう》的な治療を受けるリスクを冒しても、生存期間の延長が得られないと判断されれば、手術は避けて別の治療法を薦めることもある。その見極めが重要だということだ。

目の前の患者さんに手術をおこなうべきかどうかを「手術の適応」と呼ぶことはすでに述べた。そして、手術をおこなった結果がどうなるのか、未来を予見する力が、外科医の最も重要な資質であり、結局は手術の適応が最も大切だと、経験を重ねるほどに実感する。

手術のリスクをゼロにするには、手術をしなければよい。しかしそれでは、がん患者さんは近い将来に生命の危機に瀕するので、最も患者さんの未来を約束できる選択肢として、手術が選択される。食道がんや乳がんなど、化学放射線療法や化学療法の占める重要性が高まっているがんもあるが、肝胆膵がんについては、外科治療の重要性が高い。一方、手術の難易度や合併症の頻度も高いため、手術の適応は十分に検討する必要がある。

術前診断と手術の適応

手術の適応を決定するための第一歩は、診断にある。肝臓や膵臓に「腫瘤《しゅりゅう》」(mass　かたまり)を認める場合に、それが「腫瘍」(tumor もしくは neoplasm　新生物)かどうか、さらには悪性(がん)かどうかを診断することは必ずしも容易ではない。例えば、肝臓に認められた腫瘤が、実は単なる脂肪の沈着であったり、血管腫といって良性腫瘍であったりすることもある。

そこで、術前診断には体外超音波検査、造影CT検査、造影MRI検査、超音波内視鏡検査(内視鏡の先端に小型の超音波装置が備え付けられており、胃や十二指腸の内部から膵臓、胆管、肝臓を観察することが可能)などの複数の画像検査が複合的に用いられる。

あるいは、術前に針生検といって腫瘍細胞を穿刺し、細胞を採取して病理学的に診断を加えたうえで切除をすることもある。ただし腫瘍ががんであった場合、針を刺すことでがん細胞を穿刺部周囲の腹膜に散布させる危険性があるので、画像のみで診断が確定的な場合は原則避けるべきだ。膵臓に発生するのう胞性腫瘍である膵管内乳頭粘液性腫瘍は、のう胞内の結節の有無や主膵管の拡張度、のう胞径、腫瘍マーカー値によって悪性度を推し量ることが国際ガイドラインによって推奨されており、その内容は数年に一度見直され、改訂される。このガイドラインが存在すること自体が、術前の正確な診断の困難さを示している。

このように様々な診断装置を駆使して術前診断を確定し、がんと診断して切除を患者さんに薦めるが、その正診率は九五%以上にすることは可能でも、一〇〇%というわけにはいかない。強い炎症を伴った胆のう炎と胆のうがんの鑑別が困難な場合もあり、良性疾患である硬化性胆管炎と胆管がんの鑑別はむずかしい。造影CT検査で認めた腫瘍の放射線科医による読影結果と、超音波内視鏡で観察した消化器内科医による読影結果がまったく異なる場合もある。このような時、どちらかが正解であるとすれば、どちらかが不正解ということになる。

もちろん、診断医に落ち度はない。診断医は自身の経験から最も可能性の高い疾患から順番に鑑別診断を並べてくれる。診断医の意見を参考にしつつ、最後に担当医としての判断を下すのは外科医だ。もしも良性腫瘍で、経過観察が可能であれば切除は避けたいが、時には良悪性の区別が困難なまま、悪性が否定できないために切除を薦めることもある。このように良悪性の診断に悩むことは少なくなく、二つの診断のどちらが正解であっても患者さんに不利益にならないような方針が、一つの正解ということになる。

近年は人工知能（ＡＩ）の開発が急ピッチで進められ、何万という画像データをコンピュータにインプットして、診断に用いる試みがなされている。ＡＩを用いれば、かなり高い精度で画像診断をおこなうことができるようになるかもしれない。

しかし、それでも、鑑別診断には第一、第二と順位づけがなされ、それぞれの診断の可能性がパーセンテージで表示されるに違いない。その診断は経験のある医師が思う可能性の順序に近いものになると思うが、一〇〇％確実でない限り、最終的に、外科医は、患者さんに病理学的には別の診断結果となる可能性をお話ししたうえで切除に臨み、患者さんの未来に対して責任をもつことに変わりはないのである。

大切なのは、患者さんにきちんと情報を開示し、説明を尽くし、そのうえで、推薦する診断や治療法を示すことだ。いろいろな術前検査を駆使してもこの腫瘍が良性なのか悪性なのかはわからない、ただ、切除して病理組織検査を加えればはっきりとしてくる、という場合、診断を得る意味も兼ねて切除を薦めることもある。もちろん、手術が無事に終わり、日常生活に戻っていただくために外科医は最善を尽くさねばならず、重い責任を負う。診断と手術の適応の決定は、外科医にとってかくも重要な仕事なのである。

ビッグデータを用いた併存症と合併症の解析

近年、全国の外科手術の情報を集約したデータベースであるNational Clinical Database（NCD）を統括する一般社団法人NCDが二〇一〇年に設立され、二〇二〇年で一〇年を迎えた。NCDを用いることで、術前に手術予定患者の手術リスクを術式《じゅつしき》別に算出できるようになった。年齢、性別、手術疾患名、心腎肺併存症、糖尿病などの全身疾患などの患者情報、そして術式を入力すると、全国データからみた手術関連死亡率や合併症率がWeb上で直ちに算出できる。当科でもこのNCDによる手術リスクを算出し、患者さんへの説明に利用している。

NCDの結果を利用する中で、例えば、最近半年以内に体重が急速に減少した患者さんでは合併症が多いこともわかってきた。あるいは、透析患者における手術リスクなど一つの施設のなかでは頻度の低い併存症に対する手術の成績も明らかになった。

ただし、NCDで算出される手術関連死亡率は全国平均値であり、がん専門病院、大学病院などの手術件数の多い病院から、手術件数の非常に少ない病院までを含めた値である。併存症の進行度までを入力することはできず、個々の患者さんの体力、などの数値化のむずかしい情報は反映されていない。あくまで目安である。

例えば、高齢で併存症が多く、進行したがん患者さんでは、手術に関連した合併症や死亡率が高い一方、長期生存率が低いことが予想される。したがって必ずしも手術ではなく、別の治療法の選択肢も挙げたうえで、慎重に手術の適応を決定する。逆に、比較的若くて併存症が少なく、根治的切除によって治癒が期待される患者さんでは、積極的な外科切除を薦める。

現実には、この両極の中間に位置する患者さんが非常に多い。高齢で元気そうにお見受けするが、糖尿病や自己免疫性疾患の併存があり、ステロイドの投薬を受けている患者さんも散見される。ステロイドは炎症性疾患の治療には大きな力となる一方、創傷治癒を遅延させ、感染症を増悪させる可能性があるために、外科手術のリスクを高める。また、根治的切除は可能でも、その後の肝不全や膵液漏《すいえきろう》といった合併症の発生が予想される患者や、高齢患者や体力の低下している患者に対しては、高侵襲手術をおこなうべきか、各外科医の技量や施設の総合力、患者と家族の意思のすべてを統合しての決断が必要だろう。

リスクの高い手術を引き受けるために

高いリスクを伴う手術の適応を決める場合、私は、①少なくとも理論的には安全に手術が施行可能か、②根治性が得られるか、③一定の長期生存が期待されるか、④本人、家族の意向、⑤施設の許容度、を考慮し、さらに一度の外来受診時に適応を決定するのではなく、時間をかけて、様々な検査結果や患者さんの容態の変化を見ながら判定している。少し時間をかけて容態を観察しているうちに、病状が進行してきたり、初診時には見えなかった併存症が明らかになったりする場合もあるからである。

だが、それらを総合的に鑑みて、リスクは高くてもきちんとした手術がおこなわれれば、患者さんや家族の未来に寄与すると考えられる場合には、積極的に切除を薦めることにしている。そして、困難な手術であっても、今まで培ってきた手術経験、諸先輩方から学んだ手術法や術前術後管理法、今まで勉強してきた科学的エビデンス、そして現在勤務している杏林大学病院のスタッフに支えられて、患者さんにはベストの外科治療を提供できるはずだ、と信じている。

リスクの高い手術での剝離操作

条件の厳しい手術を引き受けたまでは良いが、厳しい条件であればあるほど、手術中はきわめて慎重な操作が要求される。出血量も最小限に抑える必要がある。例えば、肝臓の授動《じゅどう》ひとつを例にとっても、私の中では、どの領域から授動すべきか、経験から培ったベストの順序がある。静脈の処理を例にとっても、どの順番で血管剝離《はくり》をすべきか、私の中のルールがあり、それを守れば、どんなに癒着の厳しい授動でも、ほぼ可能だと思っている。

だが、そのコツは、論文には著しにくく、実際に一緒に手術をしなければ若手医師には伝わらない。肝離断《りだん》中の出血を低減させる方法についてはすでに述べたが、その一連の流れや使い方を文章だけでは伝えることはむずかしい。

例えば、膵頭十二指腸切除《すいとうじゅうにしちょうせつじょ》という膵臓の頭部を切除する手術においては、外科医それぞれに流儀があるが、極力安全で出血の少ない膵頭十二指腸切除をおこなうための自分の中でのポイントがいくつも存在する。そして、各ポイントにおいて、安全に手術を進めるための鍵となるのが、丁寧な剝離操作である。

組織同士のすきまをはがす操作を剝離操作と呼ぶ（Ⅰ章1参照）。外科手術では非常に基本的な操作であり、私はその剝離操作の多くを電気メスの先を用いておこなう。組織同士の接着を剝離し、血管を含まない組織は電気メスで切離する、という操作を繰り返す。組織同士の剝離をしたつもりでも、そこに破れやすい壁の薄い静脈や、軟らかくて崩れやすいリンパ節が含まれている場合は出血する。その出血量は微量でも、視野が妨げられるので、次の剝離をおこないにくくなるため、外科医は極力出血させないような上手な剝離を要求される。

剝離操作において大切にしている原則は、①電気メスで剝離をする前に、その剝離が本当に安全なのかどうかを、落ち着いて確認する。危険があれば進まない。②今から剝離する箇所から仮に出血しても、止血できる余裕のある箇所以外は、原則剝離しない、ことである。

腹部臓器の血管の多くは脂肪の中に埋もれて存在し、動脈は神経を含む線維組織に包まれ、これらの混沌とした状況の中で、動脈やもっと脆弱《ぜいじゃく》な壁をもつ門脈《もんみゃく》のみを掘り起こしてくる作業を常日頃おこなっている。温存すべき動脈、門脈、静脈は傷つけずに、切離すべき脈管のみを選択して結紮《けっさつ》、切離する作業の連続であるが、これを数時間にわたって完璧に続けるための解剖学的な知識、集中力、正確な電気メス操作が要求される。常に、今おこなおうとしている剝離操作に伴う最悪のシナリオを無意識に想定し、それを回避するような剝離操作を続けている。

また、術中超音波検査は大変有用で、常に超音波で肝切離線を確認したり、血流を評価したりすることで軌道修正が可能である。経験から培われた直感は大切だが、一方、思い込みを常に是正する謙虚さを持ち合わせることが肝要だ。登山家や冒険家が用いる方位磁針やカーナビゲーションの役割を術中に担うのが術中超音波である。

このように、リスクはあるものの、自分の知識や技術、先輩からの教えによって患者さんにきちんとした手術が提供できるはずだという自信は、結局、長年の経験と広義の教育から生まれたものだ。肝胆膵外科医をめざす若手外科医が、さまざまな施設で修練を積みながら、知識、経験、技術を積み上げていく。

私の場合は東京大学医学部の第二外科(現肝胆膵外科、人工臓器・移植外科)に入局し、その後の赴任先を選定していただきながら、諸先輩から教育を受けてきたし、自分の後輩を育成する中で自分の実力を少しずつ伸ばすことができた。したがって、リスク対峙の根源的対策は何かと問われれば、究極的には、十分に学問的臨床的実績をもつ教育機関を中心とした経験や教育であると答えるのが正解だろう。そして、東京大学医学部肝胆膵外科、人工臓器・移植外科の出身者には数多くの優秀な肝胆膵外科医が育っている。

2 外科医の働き方を考える

外科医の減少

外科医の減少が指摘されて久しく、日本外科学会やその他の外科系の学会でも対策が論じられている。私が卒業した一九九二年ごろまでは、一〇〇人の卒業生のうち二〇名前後は外科を選択した。現在は、多くの医学部において外科志望は一学年に一〇名未満という大変危機的な状況にある。特に地方の小規模病院では外科医の確保に非常に苦心しなければならない状況が続き、同時に現役外科医の高齢化や外科医の離職が進んでいる。

日本外科学会への入会者数は、一九九〇年前後は毎年一五〇〇人だったが、二〇〇七年には八〇〇人に減少、以降、七〇〇から九〇〇人の間で推移し、増加傾向はみられていない。外科医は非常にやりがいのある仕事である反面、いわゆる三Kの「きつい、きたない、危険」のイメージがつきまとい、最近の若い医師は敬遠しがちである。確かに、外科医の仕事は、長時間手術に立ち会い、体力を要する。そして夜間の緊急手術、その後の長期の術後管理がつきまとう。訴訟も多いとされ、にもかかわらず、仕事量に見合った十分な報酬が支払われていないと外科医自身が感じているなど問題点はいくつかある。

このような外科医減少のニュースを見ると、外科という仕事のネガティブな面が強調されるが、やりがいについてはなかなか伝わらないように思う。外科医志望者減少の理由について外科医にアンケートをとると、①労働時間が長い、②時間外勤務が多い、③医療事故のリスクが高い、を七〇%以上の外科学会会員が理由に挙げている(中医協基本問題小委員会資料二〇〇九年より)。

二〇二〇年の厚生労働省の発表では、週当たりの外科医の勤務時間の平均は五九時間で、救急科の六二時間についで長時間であり、最も短い眼科・皮膚科とは一六時間の開きがあった。ちなみに医師全体の勤務時間の平均値は、五一時間である。

一般外科医の離職率は、他科に比較すると高い。私は卒後二九年目を迎えたが、卒後三〇年目の男性外科医の離職率は二五％を超えており、整形外科の五％未満と大きな開きがある。外科医を志した医師が、途中で外科医を続けるのを断念することは大変残念だととらえている。実家の医院を継がねばならないなどの事情は以前よりあることだが、外科医が外科医としてやりがいをもって永く働けるような環境づくりに貢献したい。

また外科医に占める女性の比率は一般に低く、近年医師全体に占める女性の割合が上昇している点も統計的に、外科医の減少に影響している可能性がある。しかし、欧米の先進的な病院では女性外科医数が男性外科医数を上回っている施設もあり、今後の動向に注目したいところだ。

外科医の働き方改革

二〇一九年は厚生労働省によって、働き方改革が導入された年である。

かつて師匠の幕内先生は「しっかり勉強して、三六五日しっかり患者さんを診る。結局医者に休みはないんだ。そのことに矛盾を感じなくなれば、きっとよい医療ができるよ」(「すべては患者さんのために」ジョンソン・エンド・ジョンソン株式会社)とおっしゃった。私は非常に重要なメッセージであると受け止めているが、今日的には、この幕内先生の金言をそのまま実践するわけにはいかなくなった。

働き方改革の導入により、現場では従来の勤務体制に大きな変化を要求され、結果的に長時間労働については改善されつつあると感じる。夕方以降の長いカンファレンスはほとんどなくなり、土日の回診についても最低限という体制に変化した。術前術後管理もマニュアル化が進み、外科医全員で朝から夜まで病院にこもり切り、ということは次第に必要なくなってきた。

これらの社会制度や外科を取り巻く変化とは別に、手術法自体も少しずつ変化し、全体に手術時間は短縮され、合併症も減少してきている。例えば、従来長時間をかけてリンパ節を郭清《かくせい》したり、手術中の放射線療法をおこなったりしていた膵がんの手術では、これらの手術中の工夫が、実は患者さんの生存率の延長に寄与しないことが、臨床試験の結果で明らかとなった。リンパ節郭清は標準的な範囲でかまわないので、手術の前後に補助化学療法をきちんとおこなうことが、長期の生存を得るためには重要なことが科学的に示されるようになった。

また、肝臓がん切除後にドレーンを挿入する必要がなくなり、術後管理がきわめて簡素化された。以前のように慢性C型肝炎や慢性B型肝炎に罹患している患者さんが減少し、患者さんの肝機能が良くなったため、術後の腹水管理に難渋することも減少した。

腹腔鏡下手術の導入

腹腔鏡下手術の導入は、間違いなく外科領域における大きな変化である。

私の働いている杏林大学病院の下部消化管外科や上部消化管外科では、そのほとんどの手術をまず腹腔鏡下手術やロボット手術でおこなうことを前提として検討し、進行がんについては開腹《かいふく》手術をおこなう、というスタイルである。肝胆膵外科領域では、膵頭十二指腸切除、膵体尾部切除、胆道再建を伴わない肝切除については腹腔鏡下手術が保険適応となった。しかし、肝胆膵外科領域はその三次元的手術の複雑性のため、腹腔鏡下手術の導入については、胆のう摘出術を除いて、結腸や胃の切除に比較すると慎重である。

杏林大学病院でも、以前より腹腔鏡下の膵体尾部切除はおこなわれており、私の赴任した二〇一八年から腹腔鏡下の肝切除を導入した。腹腔鏡下手術は、カメラによって術野《じゅつや》を大きく映し出すことが可能で、細い血管一本一本に留意しながら、繊細な操作を重ねる手術であるため、腹部の創《きず》を小さくして腹壁を切る操作を省略できる以上にメリットがあることもある。肝硬変患者さんの肝表面の小さな肝細胞がんであれば、ラジオ波焼灼《しょうしゃく》をおこなうか、腹腔鏡下肝切除で切除することのメリットが大きい。患者さんの術後の回復度合いは、腹腔鏡下手術の場合は、同じ術式であれば、開腹手術よりも良好で、創も小さい。

ただし気をつけなければならないのは、腹腔鏡下手術では、数本のマジックハンドのついた棒を使って重要な血管周囲を剝離し、その周囲臓器の展開も助手が一本の棒を用いておこなうなどの制約がある点である。つまり、開腹していないというメリットを除けば、明らかに手術操作には大きな制限が加わる。そのため、ラーニング・カーブといって外科医がこの技術に習熟するまでの時間が必要である。進行した膵がんや肝臓がんに対して、技術の未熟な外科医が腹腔鏡下の切除をおこない、患者が死亡するという事例も過去には発生した。

したがって、腹腔鏡下手術は、あくまで安全に、粛々と推し進める姿勢が大切だ。開腹手術に比べて肝切除後の患者の回復が早いのはやはり外科医にとっても喜びであるのは間違いなく、適切な導入と発展が望まれる。

このように、外科手術の内容が変化し、病院での拘束時間が短縮・合理化されることは時代の流れでもあり、外科医や患者にとって福音である。今後は女性外科医も増加し、いままで以上に医療者自身のワークライフバランスも犠牲にしないような診療体制が進むだろう。また、外科手術は、腹腔鏡を用いた低侵襲で短時間、そして早期に退院可能な外科手術が増加する一方、進行がんに対しては術前術後の化学療法を併用した高難度の手術が増加し、その両者の区わけが明瞭化されることになると思う。

3　外科技術の伝承

外科を取り巻く環境がいかに合理化されようとも、外科技術を伝承する重要性は変わらない。これは外科教育の重要性と同義だ。若手の医師と一緒に手術をおこなうと、その外科医が術前にどの位勉強していたのか、どの位の経験があるのか、どの位の技術力があるのかは、一目瞭然となる。

開腹手術では術者《じゅつしゃ》が患者さんの右側に立ち、第一助手が左側、第二助手は第一助手の左側に立つ。看護師は術者の右側に立ち、手術器具のやり取りをおこなう。その手術の責任者が術者の場合もあれば、第一助手あるいは第二助手の場合もある。外科医は、手術のみならず、麻酔科医、器械出しの看護師、術野の外から手術をサポートする外回りの看護師と協力し、良好なコミュニケーションを保ちながら手術を進める。第一助手は術者の操作を直接介助し、術者が手術を円滑に進められるように術野を展開する。

若手医師と一緒に少し手術をすれば、その医師の力量は自然と推し量ることができる。手術全体の流れがわかっているか、必要な操作を瞬間的におこなうことができるか、あらかじめ血管の走行異常などを調べていて、血管と腫瘍や臓器の関係を正しく認識しているか、など、重要なポイントがある。私が術者で、若手医師が第一助手の場合、私の考え方を理解し、剝離操作を適切にサポートできるならば、仮にその若手医師が術者となっても、私と同じような手術を実践することができる。外科手術の教育の原則は、このようにマンツーマンの個別指導である。

外科手術が技術である以上、手先が器用である、センスがある、というような運動能力も大切だと思われがちだが、もっと重要なことは、安全な手順と正しい剝離操作を身につけており、注意力があることだ。教科書的な手順のみならず、個々の患者さんの臓器や腫瘍の状況に応じて、安全な手順を効率的に進めることができるか、が大切である。いつもの手順を強引に進めて、結果的に無理な剝離を推し進めて出血量がかさむのは、たとえ手術時間が短くても私は良しとしない。また、術中は手術操作を加えている箇所のみならず、周囲の臓器や麻酔の状況、看護師などの周囲のスタッフの状況にもそれとなく気を配る余裕と視野の広さも必要である。

手術は剝離操作の連続だが、次にどこをどのように剝離するべきか、の選択が重要だ。

この手術中の剝離ポイントの決定は、将棋の一手の決定と似ているように思う。

私は将棋観戦を趣味としているが、プロの棋士は一瞬で三手ほどの次の一手が浮かぶという。その三手の中の最善手を、時間をかけて吟味しているそうだ。

外科手術でも同様の思考回路が必要で、患者の状態、病変の進行度や予想される予後、現在まで剝離・切離された組織、現時点での手術時間や出血量などを含めて、手術全体を俯瞰《ふかん》したうえで、次の剝離ポイントを決める。その選択は、経験を積み重ねることで、次第に研ぎ澄まされてきて、慣れてくれれば、すぐに言い当てることができる。

若手医師は、まだ経験が少ないので、剥離ポイントを俯瞰的に決定することには不慣れであり、手順どおりにまっすぐに剥離しようとしがちである。そんな時、私は指導者として、さらに安全かつ効率的に剥離できる箇所を指示する。そう助言するだけで、手術が急に円滑に楽に進むようになることも多い。ただし、実際の剥離操作そのものは、極力本人に任せることにしている。

自分もかつてはそのように教育していただき、現在は自分が若手医師に教育をしている。教えることも勉強であり、教えることで自分も成長することができるし、外科チーム全体が活気や熱を帯びて、それが患者さんへの福音となる。

われわれの目標はあくまで良い外科医療を実践することであり、そのために教育もあり、研究もあると考えている。仮に、技術的に長けた外科医のみが数名そろって診療しようとしても、おそらく船頭多くして船山に登る、決して良い外科チームにはならないだろう。先輩外科医にあこがれ、先輩をめざして日々研鑽し、チームの中で自分の立ち位置を学び、それを後輩に伝承・教育していく、そんな良い循環が巡って、はじめて良い外科チームができ上がるだろう。

あとがき

三鷹にある杏林大学病院まで、自宅から自動車通勤をしている。女子大通りを真っ直ぐ進み、四軒寺の交差点を左折、アトレを左に見ながら、吉祥寺駅の高架下をくぐり、吉祥寺通りに入る。この通りは一車線のバス通りなので、七時ごろの通勤時間はバスの速度に合わせて走行することになる。吉祥寺通りは緩やかに右にカーブし、間もなく左手に銀色の大きなマンション、右手にレンガ色の小さなマンションが姿を現す。このマンション群の谷間を抜けると、井の頭公園の緑が忽然と左手に現れる。

井の頭公園の特徴は、その雑木林だ。イヌシデ、コナラ、クヌギを中心に、非常に丈の高い樹林がそびえ立ち、辺りは年中日陰であるが、樹林のすきまを通して井の頭池や日の光を垣間見ることができる。そして右手には井の頭自然文化園がある。井の頭公園を抜けるころ、左手にはテニスコート、そして三鷹の森ジブリ美術館が現れる。

実は私は幼少のころ、父が杏林大学病院の精神科に勤めており、井の頭公園の近くのマンションに住み、吉祥寺通りは通学路だった。そのころから変わらない吉祥寺の風景は通勤中の私に何かを問いかける。あれから四〇年、巡り巡って吉祥寺通りが通勤路になっているのが、不思議で仕方ない。

今までの人生で経験した多くの「点」のような体験が「線」となり、やがて「面」や「立体」となる時、自らの過去があたかも現在のためにあらかじめ図られていたような錯覚を覚えることがある。少なくとも、ヒトの意識の中で、都合よく点を選んで線を結ぶことが可能であるし、古代の人々は夜空の星を眺めては、いくつかの星を結んで星座を作り、さらにそこに物語を加えて合理化した。

私は幼いころから絵を描くのが好きで、家に置かれていた人体図の本を飽きることなく眺めていた。手術の絵にこだわる今の姿勢も、幼少からの経緯の中では必然なのかもしれない。高校時代の数学では立体図形の数学の問題を解くことに熱中したが、肝胆膵外科で要求される三次元解剖に挑むことには共通性があるように思う。ユングの唱えたsynchronicity（シンクロニシティ）という言葉は心理学的用語で共時性と訳されているが、人生に起こる出来事にもシンクロニシティが存在するのかもしれない。

肝胆膵がんの外科医を続けていて第一に思うのは、患者さんの安全と長期生存に他ならない。手術もできるだけきれいに、出血量が少ない形で終える。合併症を減らしたい。そのために、手術中に我慢を重ねる。先輩外科医の刻んできた歴史に学び、日々研鑽し、後輩外科医に教育し続ける。手術をしていない時間によく勉強し、研究論文を書き続ける真摯な姿勢を持ち続けられるかも重要である。それらは私が日常生活でめざしていることであるが、なかなか続けるのはむずかしい。

本書を執筆している二〇二〇年は新型コロナウイルスが世界中に蔓延し、一〇月なかば現在で三五〇〇万人の方が世界中で罹患し、一〇〇万人以上の方が命を落とされた。このウイルスは今年の二月ごろから世界中に蔓延し始めたが、いまだに感染が収束する気配は確認できず、きわめて厳しい状況がつづいている。

人類の歴史は、感染症との闘いの歴史の側面がある。しかし、スペインかぜ以降、最近の一〇〇年間でこれほど大規模で世界の人々の生活を変化させるウイルスの流行に直面したことはなかった。一刻も早く、ウイルスとの闘いが終焉することを願って止まないが、当面はマスクの着用や手指の消毒などの個人的ケアや社会的距離の確保、ワクチンの開発努力を続け、ウイルスとの共存法を模索することが必要なようだ。

日々刻々変化する感染者数や世間の動向をフォローし、じっと耐えながら対策を立てて行動し続けることは、日頃われわれがおこなっている、患者データに気を配りつつ進める臨床の現場の仕事の感覚と非常に似通っている。患者さんの病状は必ずしもわれわれの思い通りには改善しないし、同様に、ウイルスも人間社会の思い通りにはならない。今回のコロナウイルス感染対策の流れを見ていると、各国で有効だとされる政策が意外にそうではなかったり、有効と目された治療薬がランダム化比較試験の結果、生存には寄与していないことが明らかになったりしている。一方、当初他国から疑問視された三密を避けることをスローガンにした日本の罰則を伴わない自主的隔離政策が、強固なロックダウンを強いている先進国の対策に劣らず有効であるとされたり、他方で環太平洋地域の中では特筆すべき結果でもないとする冷静な見解が加えられたりしている。

このように、複雑な自然界の変化を理解し、本質を科学的に解析、対策を立てることはなかなか容易ではないのだ。われわれの日常診療の中でも、良かれと思った処置が必ずしも功を奏さなかったり、あるいは意外な処置が患者さんの状態を改善させたりする。ヒトの体という自然をコントロールするのは容易ではないと日々痛感している。

かといって対策を立てないのは非常に危険であり、時間をかけながらでも、患者さんの利益になることを少しずつ積み重ねることによって、良好な成績が得られていくことも経験してきた。何事も、我慢に我慢を重ねて、辛抱強く、丁寧に対処するのみである。そのうち光明が見えてくることを願っている。

最後になりましたが、本書刊行に際し、幕内雅敏先生、小菅智男先生、國土典宏先生をはじめ、これまで指導いただいた諸先生方、故坂井律子さんのご家族、岩波書店の坂本純子さんに心より御礼申し上げます。また、これまで私を支えてくれた家族にも、心から感謝の意を表したいと思います。

二〇二〇年一〇月

阪本良弘

文献注

Ⅳ章

1 Imamura H, et al. One thousand fifty-six hepatectomies without mortality in 8 years. *Arch Surg* 2003; 138: 1198-206.

2 幕内雅敏ら．肝硬変合併肝癌の手術適応．『診断と治療』1986; 74: 1225-30.

3 Makuuchi M, et al. Safety of hemihepatic vascular occlusion during resection of the liver. *Surg Gynecol Obstet* 1987; 164: 155-8.

4 Esaki M, et al. Randomized clinical trial of hepatectomy using intermittent pedicle occlusion with ischaemic intervals of 15 versus 30 minutes. *Br J Surg* 2006; 93: 944-51.

5 Sakamoto Y, et al. Pringle's maneuver lasting 322 min. *Hepatogastroenterology* 1999; 46: 457-8.

6 Makuuchi M, et al. Ultrasonically guided subsegmentectomy. *Surg Gynecol Obstet* 1985; 161: 346-50.

7 Kumon M. Anatomical study of the caudate lobe with special reference to portal venous and biliary branches using corrosion liver casts and clinical application. *Liver Cancer* 2017; 6: 161-70.

8 Takayama T, et al. High dorsal resection of the liver. *J Am Coll Surg* 1994; 179: 72-5.

9 Kosuge T, et al. An isolated, complete resection of the caudate lobe, including the paracaval portion, for hepatocellular carcinoma. *Arch Surg* 1994; 129: 280-4.

10 Yamamoto J, et al. An isolated caudate lobectomy by the transhepatic approach for hepatocellular carcinoma in cirrhotic liver. *Surgery* 1992; 111: 699-702.

11 Sakamoto Y, et al. Prognosis of patients undergoing hepatectomy for solitary hepatocellular carcinoma originating in

the caudate lobe. *Surgery* 2011; 150: 959–67.
12 Takayama T, et al. Algorithm for resecting hepatocellular carcinoma in the caudate lobe. *Ann Surg* (in press)
13 幕内雅敏ら．胆管癌に対する肝切除前肝内門脈枝塞栓術．『日臨外会誌』1984; 45: 1558–64.
14 Makuuchi M, et al. Preoperative portal embolization to increase safety of major hepatectomy for hilar bile duct carcinoma: a preliminary report. *Surgery* 1990; 107: 521–7.
15 Kosuge T, et al. Improved surgical results for hilar cholangiocarcinoma with procedures including major hepatic resection. *Ann Surg* 1999; 230: 663–71.
16 Sano T, et al. One hundred two consecutive hepatobiliary resections for perihilar cholangiocarcinoma with zero mortality. *Ann Surg* 2006; 244: 240–7.
17 Kubota K, et al. Measurement of liver volume and hepatic functional reserve as a guide to decision-making in resectional surgery for hepatic tumors. *Hepatology* 1997; 26: 1176–81.
18 Hasegawa K, et al. Adjuvant oral uracil-tegafur with leucovorin for colorectal cancer liver metastases: a randomized controlled trial. *PLos One* 2016; 11: e0162400.
19 Saiura A, et al. Liver resection for multiple colorectal liver metastases with surgery up-front approach: bi-institutional analysis of 736 consecutive cases. *World J Surg* 2012, 36: 2171–8.
20 Oba M, Hasegawa K, et al. Discrepancy between recurrence-free survival and overall survival in patients with resectable colorectal liver metastases: a potential surrogate endpoint for time to surgical failure. *Ann Surg Oncol* 2014; 21: 1817–24.
21 Yamashita S, Sakamoto Y, et al. Efficacy of preoperative portal vein embolization among patients with hepatocellular carcinoma, biliary tract cancer and colorectal liver me-

tastases: a comparative study based on single-center experience of 319 cases. *Ann Surg Oncol* 2017; 24: 1557–68.

22 Schnitzbauer AA, et al. Right portal vein ligation combined with in situ splitting induces rapid left lateral liver lobe hypertrophy enabling 2-staged extended right hepatic resection in small-for-size settings. *Ann Surg* 2012; 255: 405–14.

23 Sakamoto Y, et al: Associating liver partial partition and transileocecal portal vein embolization for staged hepatectomy. *Ann Surg* 2016; 264: e21–22.

24 Sakamoto Y, et al: Partial TIPE ALPPS for perihilar cancer. *Ann Surg* 2018; 267: e18–20.

25 Neoptolemos John P, et al. A randomized trial of chemoradiotherapy and chemotherapy after resection of pancreatic cancer. *N Engl J Med* 2004; 350: 1200–10.

26 Oettle H, et al. Adjuvant chemotherapy with gemcitabine vs observation in patients undergoing curative-intent resection of pancreatic cancer: a randomized controlled trial. *JAMA* 2007; 297: 267–77.

27 Ueno H, Kosuge T, et al. A randomized phase III trial comparing gemcitabine with surgery-only in patients with resected pancreatic cancer: Japanese Study Group of Adjuvant Therapy for Pancreatic Cancer. *Br J Cancer* 2009; 101: 908–15.

28 Uesaka K, et al. Adjuvant chemotherapy of S-1 versus gemcitabine for selected pancreatic cancer: a phase 3, open-label, randomized, non-inferiority trial (JASPAC 01). *Lancet* 2016; 388: 248–57.

29 Unno M, et al. Randomized phase II/III trial of neoadjuvant chemotherapy with gemcitabine and S-1 versus upfront surgery for resectable pancreatic cancer (Prep-02/JSAP-05). *J Clin Oncol* 2019; 37 (suppl 4): abstr 189.

V章

1 Arita J, et al. Drain placement after uncomplicated hepatic resection increases severe postoperative complication rate: a Japanese multi-institutional randomized controlled trial (ND-trial). *Ann Surg* (in press)

2 Makuuchi M, et al. Safety of hemihepatic vascular occlusion during resection of the liver. *Surg Gynecol Obstet* 1987; 164: 155-8.

3 Pringle JH. Notes on the arrest of hepatic hemorrhage due to trauma. *Ann Surg* 1908; 48: 541-9.

4 Hasegawa K, et al. Effect of hypoventilation on bleeding during hepatic resection: a randomized controlled trial. *Arch Surg* 2002; 137: 311-5.

5 Hashimoto T, et al. Intraoperative blood salvage during liver resection: a randomized controlled trial. *Ann Surg* 2007; 245: 686-91.

6 阪本良弘．肝離断中のIVC half clamping.『日外会誌』2019; 120: 533-5.

阪本良弘

1967年生まれ．92年東京大学医学部卒業．東京大学医学部第二外科，国保旭中央病院などを経て，2001年癌研究会附属病院消化器外科，03年国立がんセンター中央病院肝胆膵外科，10年同医長．11年東京大学医学部肝胆膵外科，人工臓器・移植外科講師，15年同准教授．18年から杏林大学医学部消化器・一般外科教授，19年同付属病院肝胆膵外科診療科長．

編著書『手術の流儀』(國土典宏編集，南江堂)がある．

英文論文多数．

がんと外科医　　岩波新書(新赤版)1856

2020年11月20日　第1刷発行

著　者　阪本良弘《さかもとよしひろ》

発行者　岡本　厚

発行所　株式会社 岩波書店
〒101-8002 東京都千代田区一ツ橋2-5-5
案内 03-5210-4000　営業部 03-5210-4111
https://www.iwanami.co.jp/

新書編集部 03-5210-4054
https://www.iwanami.co.jp/sin/

印刷・精興社　カバー・半七印刷　製本・中永製本

ISBN 978-4-00-431856-9　　Printed in Japan

岩波新書新赤版一〇〇〇点に際して

ひとつの時代が終わったと言われて久しい。だが、その先にいかなる時代を展望するのか、私たちはその輪郭すら描きえていない。二〇世紀から持ち越した課題の多くは、未だ解決の緒を見つけることのできないままであり、二一世紀が新たに招きよせた問題も少なくない。グローバル資本主義の浸透、憎悪の連鎖、暴力の応酬――世界は混沌として深い不安の只中にある。

現代社会においては変化が常態となり、速さと新しさに絶対的な価値が与えられた。消費社会の深化と情報技術の革命は、種々の境界を無くし、人々の生活やコミュニケーションの様式を根底から変容させてきた。ライフスタイルは多様化し、一面では個人の生き方をそれぞれが選びとる時代が始まっている。同時に、新たな格差が生まれ、様々な次元での亀裂や分断が深まっている。社会や歴史に対する意識が揺らぎ、普遍的な理念に対する根本的な懐疑や、現実を変えることへの無力感がひそかに根を張りつつある。そして生きることに誰もが困難を覚える時代が到来している。

しかし、日常生活のそれぞれの場で、自由と民主主義を獲得し実践することを通じて、私たち自身がそうした閉塞を乗り超え、希望の時代の幕開けを告げてゆくことは不可能ではあるまい。そのために、いま求められていること――それは、個と個の間で開かれた対話を積み重ねながら、人間らしく生きることの条件について一人ひとりが粘り強く思考することではないか。その営みの糧となるものが、教養に外ならないと私たちは考える。歴史とは何か、よく生きるとはいかなることか、世界そして人間はどこへ向かうべきなのか――こうした根源的な問いとの格闘が、文化と知の厚みを作り出し、個人と社会を支える基盤としての教養となった。まさにそのような教養への道案内こそ、岩波新書が創刊以来、追求してきたことである。

岩波新書は、日中戦争下の一九三八年一一月に赤版として創刊された。創刊の辞は、道義の精神に則らない日本の行動を憂慮し、批判的精神と良心的行動の欠如を戒めつつ、現代人の現代的教養を刊行の目的とする、と謳っている。以後、青版、黄版、新赤版と装いを改めながら、合計二五〇〇点余りを世に問うてきた。そして、いままた新赤版が一〇〇〇点を迎えたのを機に、人間の理性と良心への信頼を再確認し、それに裏打ちされた文化を培っていく決意を込めて、新しい装丁のもとに再出発したいと思う。一冊一冊から吹き出す新風が一人でも多くの読者の許に届くこと、そして希望ある時代への想像力を豊かにかき立てることを切に願う。

（二〇〇六年四月）

岩波新書より

福祉・医療

- 賢い患者　山口育子
- ルポ 看護の質　小林美希
- 健康長寿のための医学　井村裕夫
- 不眠とうつ病　清水徹男
- 在宅介護　結城康博
- 和漢診療学 あたらしい漢方　寺澤捷年
- 不可能を可能に 点字の世界を駆けぬける　田中徹二
- 医と人間　井村裕夫編
- 医療の選択　桐野高明
- 納得の老後 日欧在宅ケア探訪　村上紀美子
- 移植医療　橳島次郎　出河雅彦
- 医学的根拠とは何か　津田敏秀
- 転倒予防　武藤芳照
- 看護の力　川嶋みどり
- 心の病 回復への道　野中猛
- 重い障害を生きるということ　高谷清
- 肝臓病　渡辺純夫
- 感染症と文明　山本太郎
- ルポ 認知症ケア最前線　佐藤幹夫
- 医の未来　矢﨑義雄編
- パンデミックとたたかう　押谷仁　瀬名秀明
- 健康不安社会を生きる　飯島裕一編著
- 介護 現場からの検証　結城康博
- 腎臓病の話　椎貝達夫
- がんとどう向き合うか　額田勲
- がん緩和ケア最前線　坂井かをり
- 人はなぜ太るのか　岡田正彦
- 児童虐待　川﨑二三彦
- 生老病死を支える　方波見康雄
- 医療の値段　結城康博
- 認知症とは何か　小澤勲
- 障害者とスポーツ　高橋明
- 生体肝移植　後藤正治
- 放射線と健康　舘野之男
- 定常型社会 新しい「豊かさ」の構想　広井良典
- 健康ブームを問う　飯島裕一編著
- 血管の病気　田辺達三
- 医の現在　高久史麿編
- 日本の社会保障　広井良典
- 居住福祉　早川和男
- 高齢者医療と福祉　岡本祐三
- 看護 ベッドサイドの光景　増田れい子
- 医療の倫理　星野一正
- 体験ルポ 世界の高齢者福祉　山井和則
- リハビリテーション　砂原茂一
- 指と耳で読む　本間一夫
- 自分たちで生命を守った村　菊地武雄

岩波新書より

宗教

初期仏教 ブッダの思想をたどる　馬場紀寿
内村鑑三 悲しみの使徒　若松英輔
パウロ 十字架の使徒　青野太潮
弘法大師空海と出会う　川﨑一洋
高野山　松長有慶
マルティン・ルター　徳善義和
教科書の中の宗教　藤原聖子
『教行信証』を読む 親鸞の世界へ　山折哲雄
国家神道と日本人　島薗進
聖書の読み方　大貫隆
寺よ、変われ　高橋卓志
親鸞をよむ　山折哲雄
日本宗教史　末木文美士
中世神話　山本ひろ子
法華経入門　菅野博史
イスラム教入門　中村廣治郎
ジャンヌ・ダルクと蓮如　大谷暢順
蓮如　五木寛之
キリスト教と笑い　宮田光雄
密教　松長有慶
仏教入門　三枝充悳
モーセ　浅野順一
イスラーム(回教)　蒲生礼一
背教者の系譜　武田清子
聖書入門　小塩力
イエスとその時代　荒井献
慰霊と招魂　村上重良
国家神道　村上重良
お経の話　渡辺照宏
日本の仏教　渡辺照宏
仏教〔第二版〕　渡辺照宏
チベット　多田等観
禅と日本文化　鈴木大拙 北川桃雄訳

心理・精神医学

モラルの起源　亀田達也
トラウマ　宮地尚子
自閉症スペクトラム障害　平岩幹男
自殺予防　高橋祥友
だます心 だまされる心　安斎育郎
痴呆を生きるということ　小澤勲
快適睡眠のすすめ　堀忠雄
精神病　笠原嘉
やさしさの精神病理　大平健
生涯発達の心理学　高橋惠子 波多野誼余夫
コンプレックス　河合隼雄

自然科学

岩波新書より

岩波新書より

随筆

声優 声の職人 森川智之
作家的覚書 髙村薫
落語と歩く 田中敦
日本の一文30選 中村明
ナグネ 中国朝鮮族の友と日本 最相葉月
子どもと本 松岡享子
医学探偵の歴史事件簿 ファイル2 小長谷正明
里の時間 芥川仁 阿部直美
閉じる幸せ 残間里江子
女の一生 伊藤比呂美
仕事道楽 新版 スタジオジブリの現場 鈴木敏夫
医学探偵の歴史事件簿 小長谷正明
もっと面白い本 成毛眞
99歳一日一言 むのたけじ
土と生きる 循環農場から 小泉英政

なつかしい時間 長田弘
面白い本 成毛眞
百年の手紙 梯久美子
本へのとびら 宮崎駿
思い出袋 鶴見俊輔
活字たんけん隊 椎名誠
道楽三昧 小沢昭一 神崎宣武 聞き手
ブータンに魅せられて 今枝由郎
文章のみがき方 辰濃和男
悪あがきのすすめ 辛淑玉
水の道具誌 山口昌伴
スローライフ 筑紫哲也
怒りの方法 辛淑玉
伝言 永六輔
活字の海に寝ころんで 椎名誠
四国遍路 辰濃和男
嫁と姑 永六輔
親と子 永六輔
老人読書日記 新藤兼人

夫と妻 永六輔
商（あきんど）人 永六輔
活字博物誌 椎名誠
芸人 永六輔
現代人の作法 中野孝次
職人 永六輔
二度目の大往生 永六輔
あいまいな日本の私 大江健三郎
大往生 永六輔
文章の書き方 辰濃和男
白球礼讃 ベースボールよ永遠に 平出隆
ラグビー 荒ぶる魂 大西鉄之祐
活字のサーカス 椎名誠
新つけもの考 前田安彦
プロ野球審判の眼 島秀之助
マンボウ雑学記 北杜夫
東西書肆街考 脇村義太郎
アメリカ遊学記 都留重人
ヒマラヤ登攀史〔第二版〕 深田久弥

哲学・思想

- ルイ・アルチュセール　市田良彦
- 異端の時代　森本あんり
- ジョン・ロック　加藤　節
- インド哲学10講　赤松明彦
- マルクス 資本論の哲学　熊野純彦
- トマス・アクィナス 理性と神秘　山本芳久
- 生と死のことば 中国の名言を読む　川合康三
- アウグスティヌス 「心」の哲学者　出村和彦
- 日本文化をよむ 5つのキーワード　藤田正勝
- 矢内原忠雄 戦争と知識人の使命　赤江達也
- 中国近代の思想文化史　坂元ひろ子
- 憲法の無意識　柄谷行人
- ホッブズ リヴァイアサンの哲学者　田中　浩
- プラトンとの哲学 対話篇をよむ　納富信留
- 〈運ぶヒト〉の人類学　川田順造
- 哲学の使い方　鷲田清一
- ヘーゲルとその時代　権左武志
- 柳　宗悦　中見真理
- 人類哲学序説　梅原　猛
- 加藤周一　海老坂武
- 哲学のヒント　藤田正勝
- 空海と日本思想　篠原資明
- 論語入門　井波律子
- トクヴィル 現代へのまなざし　富永茂樹
- 和辻哲郎　熊野純彦
- 現代思想の断層　徳　永　恂
- 宮本武蔵　魚住孝至
- 西田幾多郎　藤田正勝
- 丸山眞男　苅部　直
- 西洋哲学史 近代から現代へ　熊野純彦
- 西洋哲学史 古代から中世へ　熊野純彦
- 世界共和国へ　柄谷行人
- 悪について　中島義道
- 偶然性と運命　木田　元
- 近代の労働観　今村仁司
- プラトンの哲学　藤沢令夫
- 術語集 II　中村雄二郎
- マックス・ヴェーバー入門　山之内　靖
- ハイデガーの思想　木田　元
- 臨床の知とは何か　中村雄二郎
- 新哲学入門　廣松　渉
- 「文明論之概略」を読む 上・中・下　丸山真男
- 術語集　中村雄二郎
- 死の思索　松浪信三郎
- 生きる場の哲学　花崎皋平
- イスラーム哲学の原像　井筒俊彦
- 北米体験再考　鶴見俊輔
- アフリカの神話的世界　山口昌男
- 孟　子　金谷　治
- 孔　子　貝塚茂樹

社会

岩波新書より

岩波新書より

変えてゆく勇気	上川あや
戦争で死ぬ、ということ	島本慈子
社会学入門	見田宗介
冠婚葬祭のひみつ	斎藤美奈子
壊れる男たち	金子雅臣
少年事件に取り組む	藤原正範
いまどきの「常識」	香山リカ
働きすぎの時代	森岡孝二
桜が創った「日本」	佐藤俊樹
生きる意味	上田紀行
ルポ 戦争協力拒否	吉田敏浩
ウォーター・ビジネス	中村靖彦
男女共同参画の時代	鹿嶋敬
当事者主権	中西正司 上野千鶴子
ルポ 解雇	島本慈子
豊かさの条件	暉峻淑子
人生案内	落合恵子
若者の法則	香山リカ
自白の心理学	浜田寿美男

原発事故はなぜくりかえすのか	高木仁三郎
日本の近代化遺産	伊東孝
証言 水俣病	栗原彬編
コンクリートが危ない	小林一輔
東京国税局査察部	立石勝規
ドキュメント 屠場	鎌田慧
能力主義と企業社会	熊沢誠
沖縄 平和の礎	大田昌秀
現代社会の理論	見田宗介
原発事故を問う	七沢潔
災害救援	野田正彰
命こそ宝 沖縄反戦の心	阿波根昌鴻
スパイの世界	中薗英助
都市開発を考える	大野輝之 レイコ・ハベ・エバンス
ディズニーランドという聖地	能登路雅子
原発はなぜ危険か	田中三彦
豊かさとは何か	暉峻淑子
農の情景	杉浦明平

光に向って咲け	粟津キヨ
異邦人は君ヶ代丸に乗って	金賛汀
読書と社会科学	内田義彦
科学文明に未来はあるか	野坂昭如編著
プルトニウムの恐怖	高木仁三郎
社会科学における人間	大塚久雄
沖縄ノート	大江健三郎
地の底の笑い話	上野英信
この世界の片隅で	山代巴編
音から隔てられて	入谷仙介 林瓢介編
ものいわぬ農民	大牟羅良
民話を生む人々	山代巴
死の灰と闘う科学者	三宅泰雄
米軍と農民	阿波根昌鴻
沖縄からの報告	瀬長亀次郎
暗い谷間の労働運動	大河内一男
ユダヤ人	J-P・サルトル 安堂信也訳
社会認識の歩み	内田義彦
社会科学の方法	大塚久雄

岩波新書より

教育

異才、発見！　伊藤史織
パブリック・スクール　新井潤美
新しい学力　齋藤　孝
学びとは何か　今井むつみ
考え方の教室　齋藤　孝
学校の戦後史　木村　元
保育とは何か　近藤幹生
中学受験　横田増生
いじめ問題をどう克服するか　尾木直樹
教育委員会　新藤宗幸
先生！　池上　彰編
教師が育つ条件　今津孝次郎
大学とは何か　吉見俊哉
赤ちゃんの不思議　開　一夫
日本の教育格差　橘木俊詔
社会力を育てる　門脇厚司
子どもが育つ条件　柏木惠子

障害児教育を考える　茂木俊彦
誰のための「教育再生」か　藤田英典編
教育力　齋藤　孝
思春期の危機をどう見るか　尾木直樹
学力を育てる　志水宏吉
幼児期　岡本夏木
教科書が危ない　入江曜子
「わかる」とは何か　長尾　真
学力があぶない　大野　晋・上野健爾
ワークショップ　中野民夫
子どもの危機をどう見るか　尾木直樹
子どもの社会力　門脇厚司
教育改革　藤田英典
ニューヨーク日本人教育事情　岡田光世
子どもとあそび　仙田　満
子どもと学校　河合隼雄
教育とは何か　大田　堯

からだ・演劇・教育　竹内敏晴
教育入門　堀尾輝久
子どもの宇宙　河合隼雄
子どもとことば　岡本夏木
自由と規律　池田　潔
私は二歳　松田道雄
私は赤ちゃん　松田道雄
ある小学校長の回想　金沢嘉市

岩波新書/最新刊から

1846 暴君 ―シェイクスピアの政治学―
スティーブン・グリーンブラット 著
河合祥一郎 訳
暴君誕生の社会的、心理的原因を探り、絶対的権力への欲望と、その悲惨な結末を描いたシェイクスピアが現代に警鐘を鳴らす。

1847 ドイツ統一
アンドレアス・レダー 著
板橋拓己 訳
ドイツ統一から三〇年。冷戦末期の変容する世界政治の帰結であり、その後のすべての原点ともなった市民革命を明快に描く。

1848 道教思想10講
神塚淑子 著
老子の「道」の思想から、「気」の生命観、政治思想、仏教との関わり、日本への影響まで、丁寧なテキスト読解に基づく入門書。

1849 有島武郎 ―地人論の最果てへ―
荒木優太 著
土地や血統の宿命からは逃れられないと知りつつも、普遍的な個性や愛を信じた有島武郎の作品と生涯を読み解いていく。

1850 アメリカ大統領選
久保文明・金成隆一 著
大統領選の基本から、予備選・本選の現場ルポ、二極化するアメリカ社会の構図まで、四年に一度の政治変革の見どころを総ざらい。

1851 藤原定家『明月記』の世界
村井康彦 著
青年期から生涯にわたって綴られた日記『明月記』を詳細に読み解くことで、藤原定家の日常、その生身の姿が浮かび上がる。

1852 三島由紀夫 悲劇への欲動
佐藤秀明 著
「悲劇的なもの」への憧憬と渇仰。その抑えがたい欲動に衝き動かされ、身を挺して生涯を完結させた作家の深奥に分け入る評伝。

1853 実践 自分で調べる技術
宮内泰介・上田昌文 著
調査の設計から、資料・文献の扱い方、聞き取りの方法、データの整理、発表や執筆まで、手順とコツを詳しく解説。

(2020.11)